脳と体がみるみる若返る30の食習慣

文教大学健康栄養学部教授
笠岡誠一 著

高橋書店

はじめに

若いころとは違う「おいしさ」を感じ取ろう

●食事は心を豊かにする絶好の機会

食事はひとりでできる最高の趣味です。ひとりの食事は寂しい、孤独だと感じるかもしれません。でも、よ～く考えてみてください。今、この本を読んでいるあなたは孤独だと思いますか。ひとりで静かに読書するのに孤独を感じることはないでしょう。ところが、食事となるとなぜか「大人数で楽しくすべき」と思い込んでいませんか。

現役を退き、自由な時間があれば、食事の時間や、食べ終わるまでの時間を気にすることなく、ゆったりと食事できます。気にはなっていたけれど入ったことがなかった異国料理店に行ったり、初めて目にするお惣菜に挑戦したりと、**食事はひとりでも充分楽しめる趣味になるのです。**

食事は「脳」や「心」を若返らせるもっとも身近で絶好の機会でもあります。**食を通じて日々の生活に変化をつけ、楽しみと満足感を得るというのも食事の大切な役割です。**

今のみなさんには贅沢に時間を使う余裕があります。料理や食材の一つひとつを味わい、食事を存分に楽しんでほしいと思います。

●自分の体の声に耳を傾けた食事を楽しもう

会社勤めのころはあるていど、朝食・昼食・夕食の時間が決まっていたでしょう。よって、食はたんなる栄養補給と位置づけられ、自分の都合・体調・好みにかかわらず食事をしていたのではないでしょうか。

現役のころと比べてみなさんには大きな特権があります。それは、周囲に歩調を合わせたり、他人の目を気にしたりといったことが減り、自分の気持ちや体が求めるものを食べられるということです。

また、時間的な制約にしばられず、「食べたいときに食べる」ことがあるていど許されるのも、今のみなさんの特権とも言えるでしょう。本書でも触れますが、例えば「1日3食とる」という習慣を、常識のように受け止めている方も多いと思いますが、それが必ずしも体や心を健康にするとは言えません。

むしろ「食べたいときに、食べたいものを、食べたい量だけ、食べる」というのが食本来の考え方とも言えるのです。

ただし、「食べたいものを食べる」「好きなときに食べる」というのは、けっして暴飲暴食をおすすめしているということではありません。

そこにはやはり、**自分に必要なものを自分の体に聞いて選択する力が必要です。**

そこで大切になるのが食に対する「自分にとって本当に必要な知識」です。

例えば、年齢を重ねてお通じが悪くなった、血圧が上がったなどと悩まれている方もおられると思います。そんな体の状況に合わせた食習慣も、これから健康に暮らしていくのにとても大切な要素となってきます。

食を通じて体も脳も若返らせよう

本書では食生活に大切な心得や食事にまつわる日々の工夫を30の項目に分けて掲載しています。

第1章では基本的な考え方を、第2章では自分で素材から調理する内食《うちしょく》、第3章では買ってきたものを食事に生かす中食《なかしょく》、第4章では外食というように、それぞれのシチュエーションに応じた内容でまとめています。

本書を通じてぜひ、若いころとは違う食事の楽しさ、料理のおいしさを感じ取っていただき、さらに食を通じて、体だけでなく脳も心も若返るヒントを手に入れていただけたらと思います。

笠岡誠一

もくじ

第1章

脳と体が若返る食習慣　基本

第2章

脳と体が若返る食習慣　おうちでつくる

第3章

脳と体が若返る食習慣　買ってきたものを使う

第4章

脳と体が若返る食習慣　外で食べる

編集協力：株式会社ナイスク／執筆協力：長島恭子／本文デザイン・DTP：ヨダトモコ（4DK）／
イラスト：真崎なこ／制作協力：株式会社キャスティングドクター／校正：菅原祥子

第１章

脳と体が若返る食習慣
基本

01

太ることを気にしない

●ダイエットに励むのは中年まで

今の高齢者には「太ってはいけない」という観念がとても強く、自ら食べる量を減らしてしまう傾向がみられます。

多くの方が「太ってはいけない」と考えるようになった要因に、国の健康政策の影響があります。というのも、2000年に厚生労働省は『健康日本21』を策定。以降、「生活習慣病（メタボリックシンドローム）に気をつけましょう！」と、生活習慣病への注意喚起をいたるところから耳にするようになりました。

例えば、スーパーに行けば中性脂肪を減らす商品がズラリと並び、テレビの健康番組や雑誌などでは「肥満」による生活習慣病のリスクや恐怖がつねに語られるようになりました。私たちはそうやって約20年もの間、「太ったら病気になる、長生きできないぞ」という言葉のシャワーを浴び続けてきたわけです。

ところが、高齢になると今度は「〝やせ〟が問題になる」とわかってきました。

それが「フレイル」です。フレイルとは肉体的・精神的に「虚弱」になる状態を指しますが、肉体的には筋肉が減り（サルコペニア）、それによって筋力や運動能力が低下。進行すると活動する力もどんどん奪われ、しまいには要介護状態になってしまいます。

食べものは体を作り上げる材料です。加齢により減り続ける筋肉も、しっかり食べて、体を動かすことで作れます。つまり、実際には高齢の方はもうちょっと食べたほうがいいのです。高齢になると自然と食は細くなります。**自ら「ダイエットをしよう」「体重を減らそう」とすると、健康を維持するために必要なエネルギーや栄養がとれなくなってしまうので、とても危険です。**

やせることもリスクが高い

統計的にも「やせは危険」というのは明らかです。BMI（肥満指数）と死亡リスクの関係を表すグラフをみてみましょう。これは、40～59歳の日本人男女およそ4万人のデータですが、死亡リスクがもっとも低いＢＭＩ値は23～24・9くらいという結果が出ました。これは**「ふつう～ぽっちゃり」体型**に該当します。

一方、ＢＭＩ値が21より少ないとさまざまな疾病による死亡リスクもグッと上昇します。しかも、驚くことに「肥満」とされているＢＭＩ値25以上を超えるほどです。

60代以降は健康診断の数値が悪くなければ、無理してやせる必要はありません。むしろ、好きなものをおいしく食べることに励みましょう。

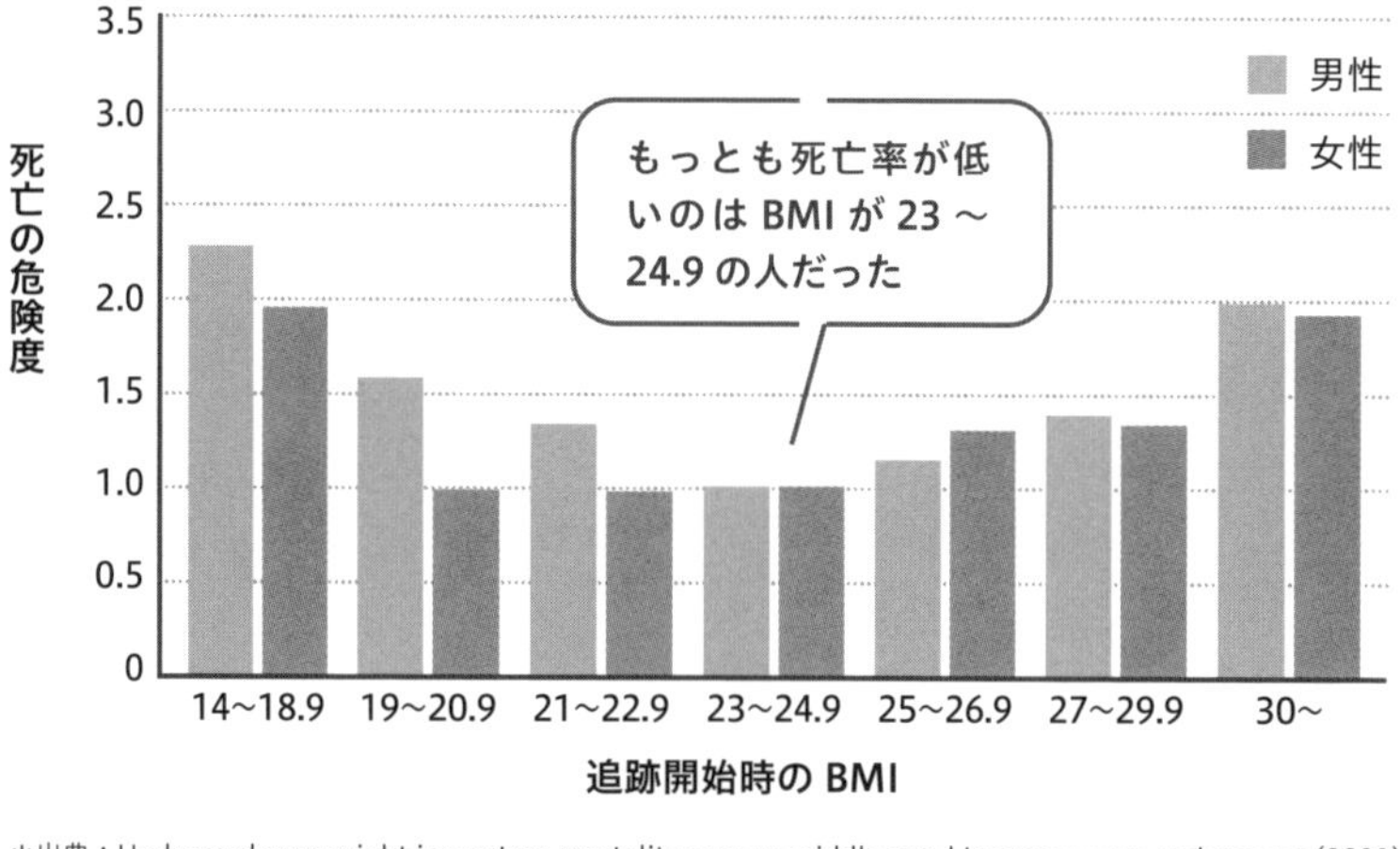

＊出典：Under-and overweight impact on mortality among middle-aged Japanese men and women (2002) Tsugane S, et. al., Int J Obes Relat Metab Disord, 26(4),529 ～ 537.

私はやせてる？ 太ってる？

● BMI 早見表

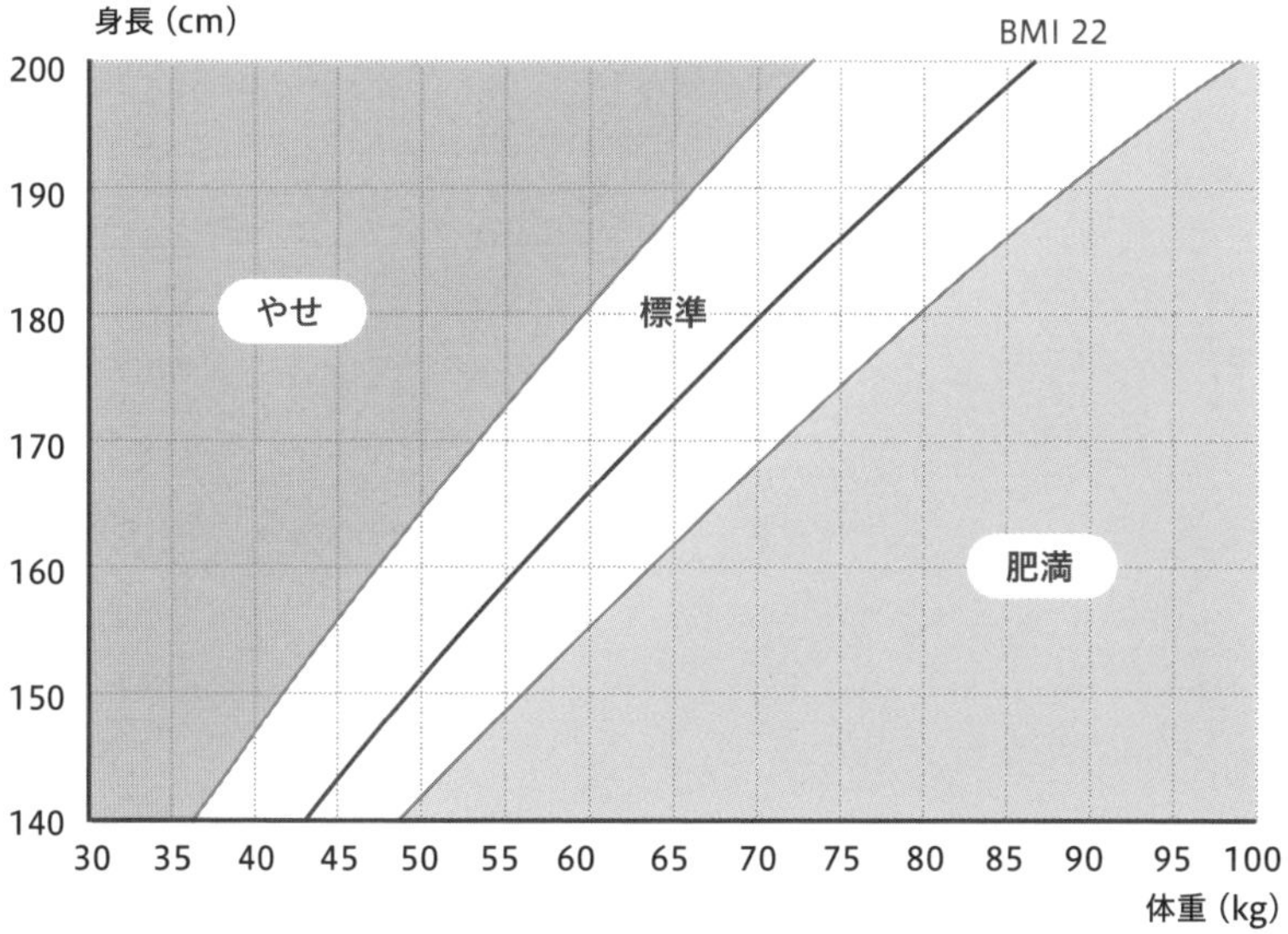

BMI 早見表（厚生労働省・農林水産省、食事バランスガイドーフードガイド検討会報告書、第一出版、平成 17（2005）年 12 月 31 日初版）

● BMI 値を計算してみよう

BMI 値は

体重（kg）÷身長（m）÷身長（m） または

体重（kg）÷｛身長（m）の 2 乗｝ で計算します

例えば体重が 70kg で身長が 170cm（1.7m）の人の場合、
70 ÷ 1.7 ÷ 1.7 ＝ 24.2　となります。

02

食べたいときに食べよう

1日3食にしばられない

世の中には、食事についてのルールがたくさんあります。その代表格が「1日3食」。ほかにも最近では「1日1食がいい」「夕飯から朝食まで16時間空けると良い」という説もあります。

しかし、**若々しくいられるのに大切なのは、そもそも回数というルールにしばられないことです。**「1日3食」がすべての人に正しいとは限りません。例えば、前の日の晩に食べすぎてしまい、翌朝、食欲がなければ、無理に食べなくていい。お腹が空いて、ぐぅーと鳴ったら食べる。これでいいのです。

そもそもむかしむかしは、1日に3食などとっていません。食の歴史をひも解くと、奈良時代、平安時代は2食でした。3食とるようになったのは江戸時代になってからです。

世界を見渡すと、1日3食になったのは、イギリスで産業革命が起こり、多くの人が外に出て働くようになってからのようです。現在では日本と同じ1日3食の国もありますし、1、2食しか食べない国、5食の国もあります。当たり前と思う食事の回数には、そのぐらい幅があるのです。

食べたいときに食べる＝栄養の吸収も良い⁉

「1日3食」が当たり前になっているのは、長年の習慣からです。現役時代は、出勤時間も昼休みの時間も決まっていて、自由に食事をとれ

1日3食のメニュー例	1日4食のメニュー例
	7時ごろ：パン、目玉焼き、とうふサラダ、ヨーグルト、キウイフルーツ、コーヒー
11時ごろ：パン、目玉焼き、とうふサラダ、ヨーグルト、キウイフルーツ、コーヒー	
	12時ごろ：肉うどん、焼きいも
15時ごろ：肉うどん、焼きいも、紅茶、リンゴ	15時ごろ：紅茶、リンゴ
	18時ごろ：ご飯、焼き魚、きんぴらごぼう、味噌汁
20時ごろ：ご飯、焼き魚、きんぴらごぼう、味噌汁	

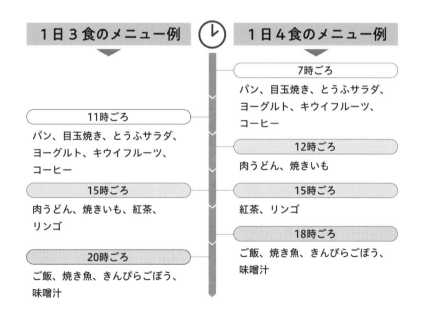

ませんでした。だから、空腹にならないようにとにかく栄養補給！と、決まった時間に朝食、昼食、夕食をとる必要がありました。

「いやいや、子どものころも3食だったよ」と言うかもしれませんが、これも3回食べないと成長に必要な食事をとりきれなかった、ということからでしょう。でも、今のみなさんは時間をあるていど自由に使えます。一度にたくさん食べられない人は、**5食に分けてもいい**ですし、朝、食欲がなければ、早めの昼食を兼ねたブランチと夕食の**2食にする日があってもいい**と思います。

食事はエネルギーや栄養をとるだけでなく、今、そのときを「楽しむ」ということ。生活のなかでもっとも身近な娯楽でもあるので、無理に食べてもいいことはありません。**食事は楽しくするほうが栄養の吸収も良くなる**という考え方もあります。「無理に食べる3食」よりも「あぁ、お腹が空いた！」と思ってからおいしく食べるほうが、元気で長生きすると思うのです。

1日5食のメニュー例

「1日5食」は、3食でとっていた食事を5回に分けて食べるイメージです。例えば、朝食べていたヨーグルトを朝食と昼食の間に、昼食と夕食の間にリンゴやおにぎりを食べ、夕食はご飯とおかず、汁ものにするなどです。

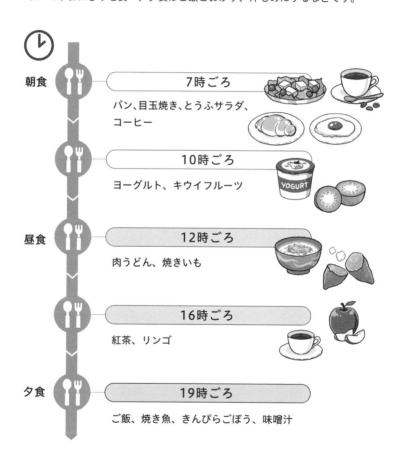

朝食 7時ごろ

パン、目玉焼き、とうふサラダ、コーヒー

10時ごろ

ヨーグルト、キウイフルーツ

昼食 12時ごろ

肉うどん、焼きいも

16時ごろ

紅茶、リンゴ

夕食 19時ごろ

ご飯、焼き魚、きんぴらごぼう、味噌汁

03

ゆっくり食べよう

噛《か》むことで認知症を予防

よく噛み、ゆっくり食べることで、脳や体に良いことがたくさん起こります。まず、飲み込むときにむせたり、詰まったりしにくいですし、胃腸への負担も少なく消化できます。

また、「噛む」という行為が脳の中枢（視床下部）へ刺激を伝えて満腹感が増すことがわかっています（▼21ページ）。**同時に、時間をかけてゆっくり食べることで、少ない量でも満足できて空腹を感じにくいという研究結果もあります**（※1）。

例えば、会席料理やフレンチのコース料理などで、ゆっくり食事を楽しんだときのことを思い出してみてください。上品に盛りつけた少量の料理が一品ずつ出てきて、全体の量はそれほど多くないのに、食べ終わるころにはお腹いっぱいですよね。

これはゆっくり食べることで、噛む回数も増えて満腹中枢が正常に働き、「も

※1　咀嚼回数と食事にかける時間が摂取量および食後の満腹感と空腹感に及ぼす影響（2019）松本圭太郎他，鹿児島純心女子大学看護栄養学部紀要，23,68～77.

う充分食べましたよ」と体に教えてくれるからです。

逆に早食いをすると、満腹中枢が働く前に食べてしまうため、満腹感のないまま食事を終え、「なんだか物足りない」と家にあるお菓子を物色しては、せんべいやチョコレートに手を出してしまいます。身に覚えはありませんか？

さらに、噛むことは、免疫機能の向上、肥満の予防にも効果が期待されています。加えて、さまざまな研究により、**よく噛むと認知症予防にもつながることが明らかになりました。**認知症には脳の血流の低下が深く関与していますが、「噛

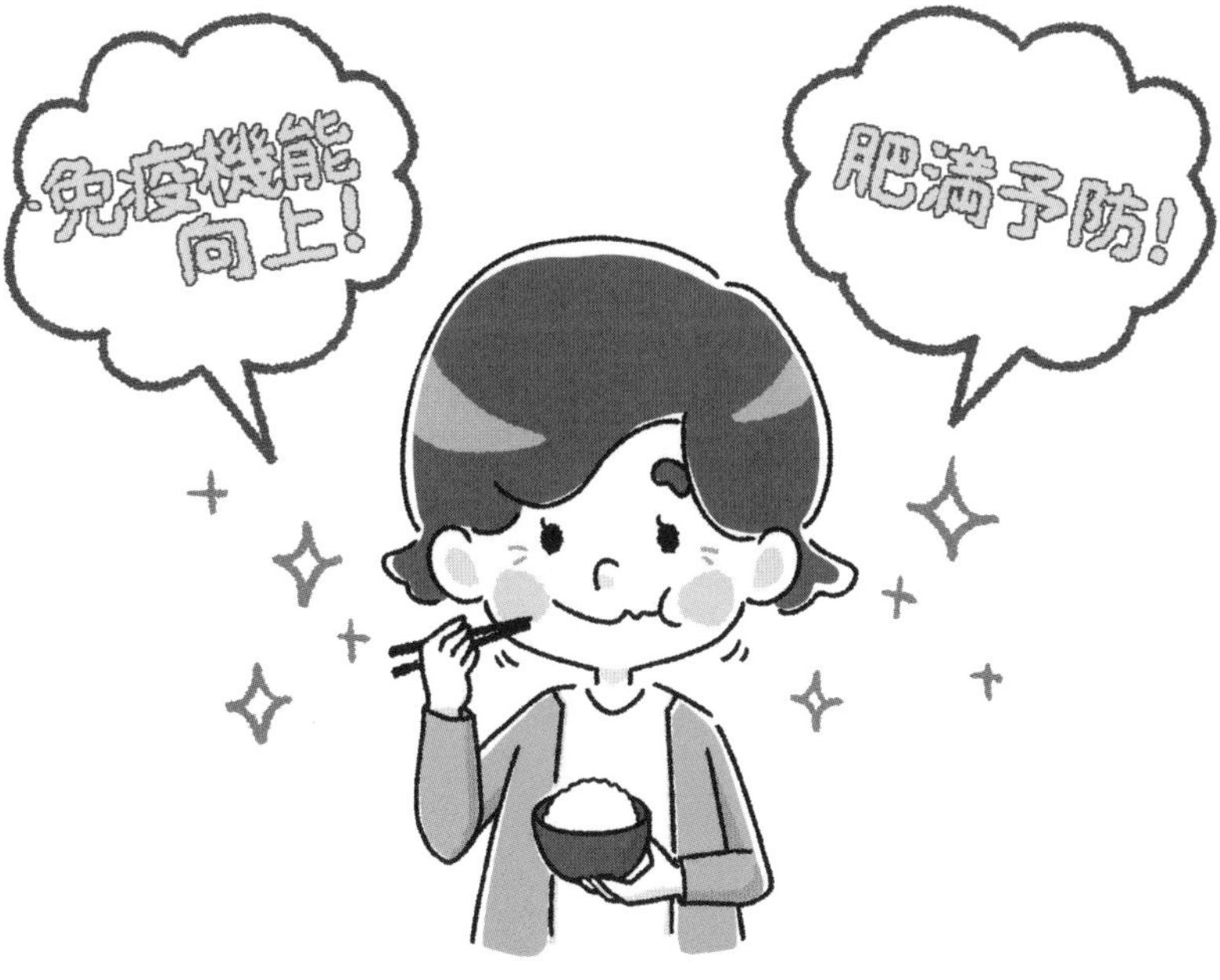

む」とあごが口の中の血液を押し出す「ポンプ効果」が生まれ、脳の血流が促されます。つまり、噛めば噛むほど、脳が活性化するのです。

ひと口で30回噛むと良い？

「ひと口で30回噛みましょう」とはよく言われますが、それは正しいのでしょうか？ こんな研究があります。**ご飯をひと口あたり10回咀嚼《そしゃく》した場合に比べて、40回咀嚼すると血糖値が素早く低下したというのです**（※2）。

皆さん、若いころは子育てに、仕事に、家事にと、毎日、時間に追われる日々を送っていたと思います。だから、ついつい、ササッと食べる、早食いをする習慣が染みついているのではないでしょうか。

これからはぜひ、時間をかけてひと口ひと口をゆっくり、よく噛んで食べることを意識してみてください。それだけで、頭もシャキッとするでしょう。

※2 Morning Mastication Enhances Postprandial Glucose Matabolism in Healthy Young Subject(2019) Sato A, Ohtsuka Y, Yamanaka Y, Tohoku J Exp Med,249,193 ~ 201.

噛むことと食欲抑制のしくみ

噛めば噛むほど、脳に酸素や栄養がたくさん送られ、脳が活性化します。食べものが咀嚼中枢を刺激して、神経ヒスタミンの合成核を経て満腹中枢にいくことで、「お腹いっぱいになった」と感じることができます。

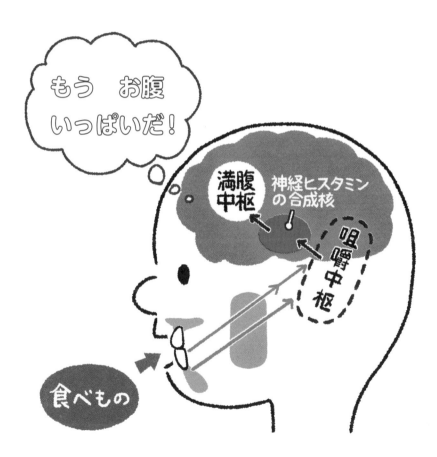

＊出典：咀嚼による満腹感 - 脳内ヒスタミン神経系による摂食および咀嚼機能調節 -（1997）藤瀬多佳子，中田稔，坂田利家，ザ・クインテッセン，16, 3 ～ 9.

04

お菓子の代わりにたまには「おにぎり」

●食事だけでは栄養不足⁉

食事と食事の間に食べることを間食といいます。間食には2つの意味があると考えています。「おやつ」と「補食」です。

「おやつ」は精神的なリラックス効果が主な目的。お菓子やアイスクリームといった嗜好品を含みます。

一方、「補食」とは読んで字のごとく、通常の食事に加えて食べる「食事を補う食べもの」です。食事では満たされない栄養をとるのが目的です。

補食は育ちざかりの子どもやスポーツ選手がとるものとイメージされがちですが、**じつは高齢者にも必要なのです**。というのも、高齢になると1回の食事量が少なくなるので、3回の食事ではエネルギーや栄養が不足する恐れがあるからです。

おすすめは「冷めたおにぎり」

では、補食には何を食べれば良いのでしょう？　おすすめは断然、「冷めたおにぎり」。なぜなら、これには補食の条件を満たす要素が、ギュッと詰まっているからです。

まず、おにぎりに含まれるメインの栄養素は、体のエネルギー源となる糖質。また、体から失われやすい水分やたんぱく質、ビタミン、ミネラルも含んでいます。そして、食物繊維。**じつはご飯、とくにおにぎりは〝腸活〟にも良いのです。**

米などの穀類には食物繊維が含まれています。さらに、穀類の糖質には、レジスタントスターチ（難消化でんぷん）という、食物繊維と同じような働きをする成分まで含まれているのです。

食物繊維に寄与する食品（総摂取量に対する割合〈%〉）

＊食物繊維摂取量に寄与する食品（四季16週間の食事記録調査）

総食物繊維(%)		水溶性(%)		不溶性(%)	
精白米	10.3	温州みかん	9.3	精白米	12.7
食パン	7.2	ごぼう	7.9	食パン	7.3
キャベツ	4.4	食パン	7.1	キャベツ	5.2
温州みかん	4.3	薄力粉1等	4.8	米味噌	4.9

＊出典：穀類に含まれる食物繊維の特徴について（2016）青江誠一郎，日本調理科学会，49(5), 297～302.

食物繊維は腸の善玉菌の餌になる「水溶性食物繊維」と、腸にたまった有害物質を回収する「不溶性食物繊維」の二つに分かれます。そして、レジスタントスターチは両方の食物繊維の働きをこなす優秀な成分です。

しかも、**ご飯は冷めると、レジスタントスターチが約1.6倍に増える**というおまけつき※。ですから補食には、冷めたおにぎりがおすすめなのです。

とはいえ、「お米は太る」と避けられがちでもありますが、これは誤解です。

米の糖質を砂糖に例えて「こんなにたくさん砂糖をとっています！」と、米を食べることへのリスクをあおるメディアを散見しますが、米と砂糖とでは糖質の性質が違います。お米の糖質は「でんぷん」。血糖値が急激に上がらないので砂糖よりも体脂肪になりにくいのです。さらに、意外かもしれませんが、食物繊維の摂取量の約10％は米です。不足しがちな食物繊維も補えます。つまり、米を制限すると食物繊維不足になり、便秘の心配も増えてしまいます。

おやつをおにぎりに代えれば、これまで小腹が空くとついつい手が伸びていたお菓子の量も減ります。小腹は満たされ、砂糖や脂質のとりすぎも解消できます。

※炊飯時の加水量および米飯の保存温度と時間の違いによるレジスタントスターチ量の変化について（2015）亀井文，佐藤岳志，宮城教育大学紀要，50，165～170.

補食に最強な冷めたおにぎり

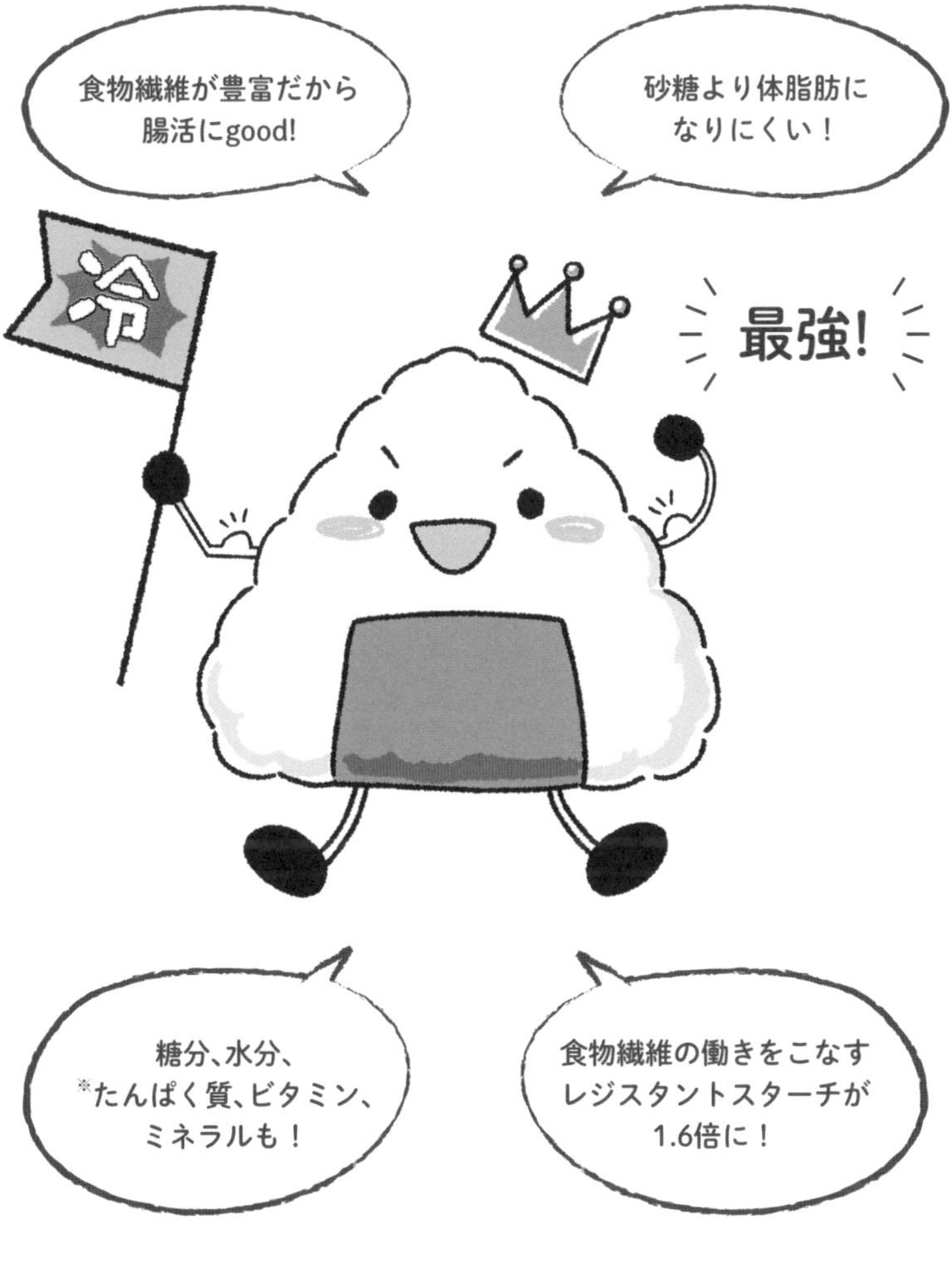
食物繊維が豊富だから
腸活にgood!
砂糖より体脂肪に
なりにくい！
冷
最強!
糖分、水分、
※たんぱく質、ビタミン、
ミネラルも！
食物繊維の働きをこなす
レジスタントスターチが
1.6倍に！

※たんぱく質とは、筋肉や臓器、皮膚などを作る大切な要素

05

野菜が多ければいいとは限らない

ビタミンAは主に野菜からとっている

〝野菜たっぷりの食事＝健康的〟というイメージが定着したのはなぜでしょう？　厚生労働省と農林水産省が策定した『健康日本21』のなかで「野菜は1日350g食べましょう」と提唱したのもその理由と考えられます。

でも、多くの野菜はほとんどが水分のため、それらだけではエネルギーが不足してしまいます。ビタミン、ミネラル、食物繊維をとるためかなぁ、と想像はできますが、本当のところはどうなのでしょうか。

野菜を食べる大きな理由の一つは「**ビタミンAを欠乏させたくない**」というものです。なぜならビタミンAは、体の粘膜や皮膚、目の機能の健康を保つ重要な栄養素だから。

「ビタミンA」「ヨウ素(※1)」「鉄(※2)」は、未だに世界中で欠乏しやすい栄養素ですが、ヨウ素は魚介類や海藻など海のもの、鉄は肉や魚介類に多く含まれてい

※1　ヨウ素とは、甲状腺の正常な機能に不可欠な栄養素
※2　鉄とは、体内に酸素を運ぶための赤血球を作る栄養素

るので、野菜でなくてもとれます。

　そして、ビタミンＡ（カロテン）。戦後の食糧不足の時代には「肝油ドロップ」も利用していましたが、今の食卓では**緑黄色野菜**が供給源の筆頭にあがります。

　ほかのビタミンは野菜に限らず、くだものやいも類にも含まれます。また、根菜に多い「食物繊維」は、米や玄米、納豆にも多く含まれます。米が主食の日本人はあんがい、穀物から食物繊維をしっかりとっているのです。

　加えて、きのこ類にもビタミンＢやＤと食物繊維が豊富です。きのこ類は安いときにまとめて購入して、冷凍しておける。味噌汁やスープの具にしても炒めても良い、と使い勝手もいい。安価で健康維持に寄与する食品の代表です。

　以上から、野菜だからこそとれる特別な栄養素はあり

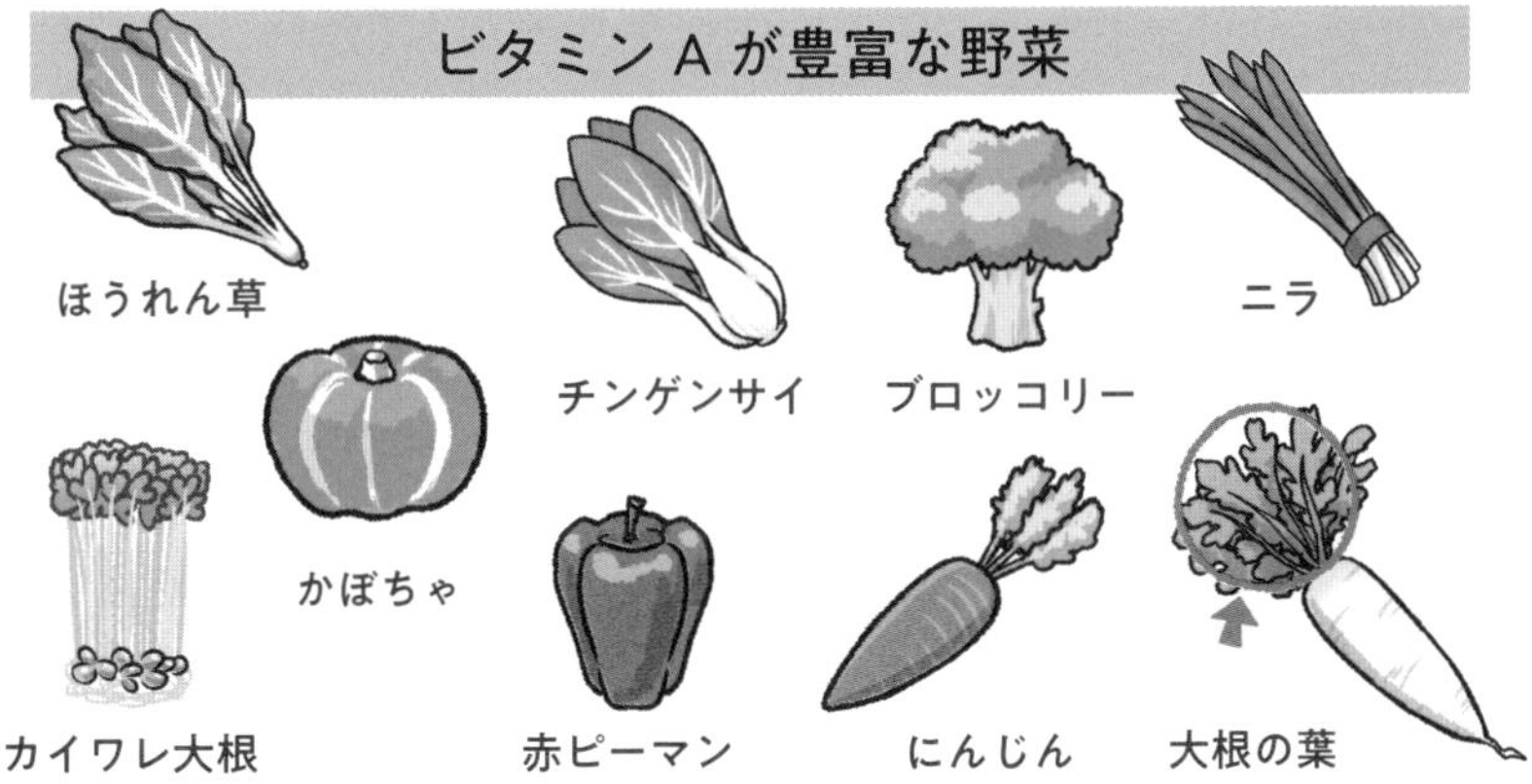

ません。「好き嫌いなくいろんな食品をとりましょう」と言われる理由です。

野菜の量よりビタミンAの量

「健康のためにサラダを食べる」という方も多いのですが、**サラダはエネルギー補給の観点からすると、非常に効率の悪い料理です。**というのも、サラダに使う野菜はほとんど水分で構成されています。定番であるレタスにいたってはなんと、95%が水分です。

ですから〝野菜＝350g〟という数字にとらわれるよりも、まずは**ビタミンAの豊富な緑黄色野菜をしっかりとろう**、と意識してほしいのです。

ちなみに私はご飯、きのこ類、納豆、わかめの味噌汁、そしてビタミンAの豊富な緑黄色野菜の摂取を心がけています。これで、ビタミンA、鉄、ヨウ素をとれるのです。食が細くなる高齢者は、できるだけ効率よく、エネルギーと栄養素をとることが鉄則です。

ビタミンAが豊富なメニュー例

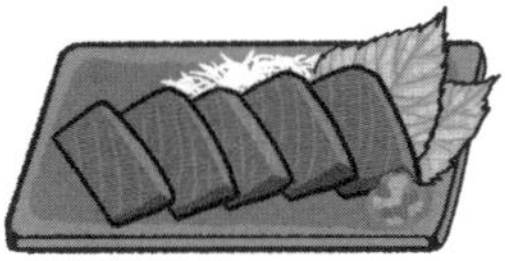

マグロの刺身

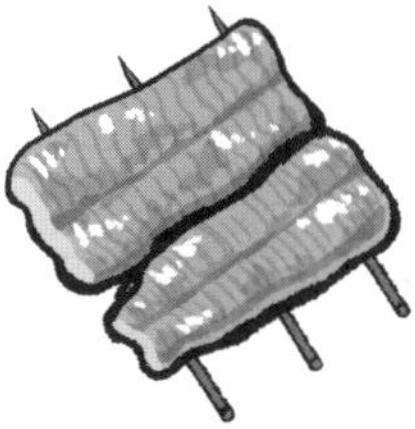

うなぎの蒲焼き

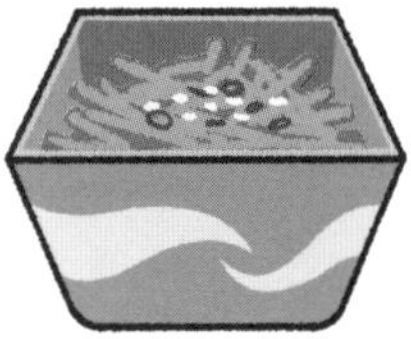

にんじん（きんぴら）

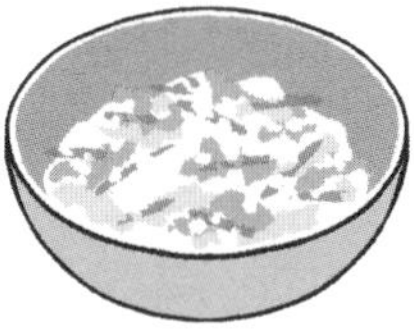

ほうれん草とにんじんの白あえ

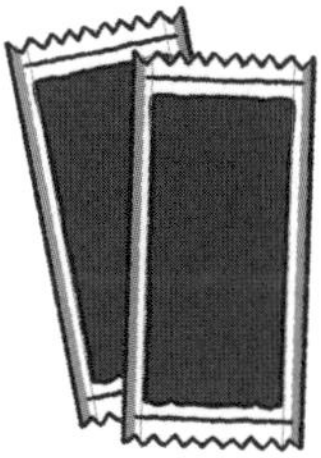

味付けのり

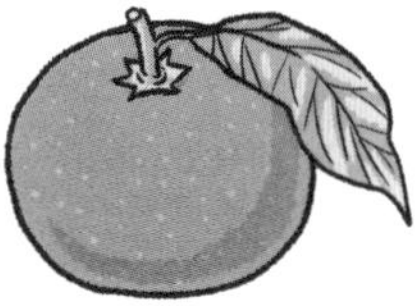

みかん

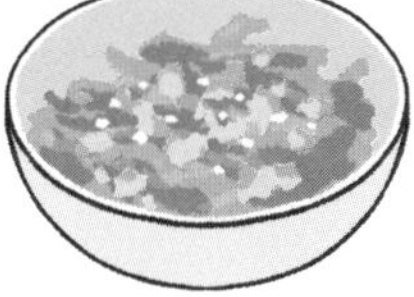

小松菜と卵のおひたし

なお、サプリメントやレバーの過剰摂取による健康障害が報告されているため、厚生労働省では摂取の上限値（耐容上限値）を決めています。ご注意ください。

06

自分の体の声に耳を傾けよう

食べたいものを食べる

「食欲の秋」という言葉がありますが、この言葉は「根拠のない言い伝えではない」ようです。夏よりも短くなった日照時間を体が感じ取り、ホルモン（セロトニン）分泌が減ってしまう※。このセロトニンには食欲を抑える働きがある。それが減るので、夏から秋にかけて食欲が増すのではないか、という考え方です。

また、季節にかかわらず、例えば年齢や朝起きたときの気温・体調によっても「食べたいな」と思うものが変わりますが、それにも生理的変化の影響があります。

もし、**起き抜けから「のどが渇く、塩気が欲しい、腹ペコだ」と感じるならば、「水分もミネラルもエネルギーも足りない」という体からのSOSかもしれません。**

つまり、「食べたいものを食べる」ことも、じつは自分の体に合った食べ方だと言えるのです。

※ Effect of sunlight and season on serotonin turnover in the brain（2002）Lambert G, et al., Lancet, 360, 1840 ～ 1842.

情報や思い込みに流されない

ところが、私たちは「情報」や「思い込み」が入り込むと、体の声が聞こえなくなったり、無視したりしがちです。

例えばむかし、「米を食べるとバカになる」という説が流布しました。80代になる私の父は若いころ、それを信じて米食を食べるのを控えてパン食を増やしたそうです。「肉の脂は体に悪い」と言われて高齢者も控えていたようですが、今では「高齢者は肉も積極的に食べよう」という風潮が強くなってきました。**このように情報はつねに変わっていきます。**

季節ごとのセロトニン分泌量

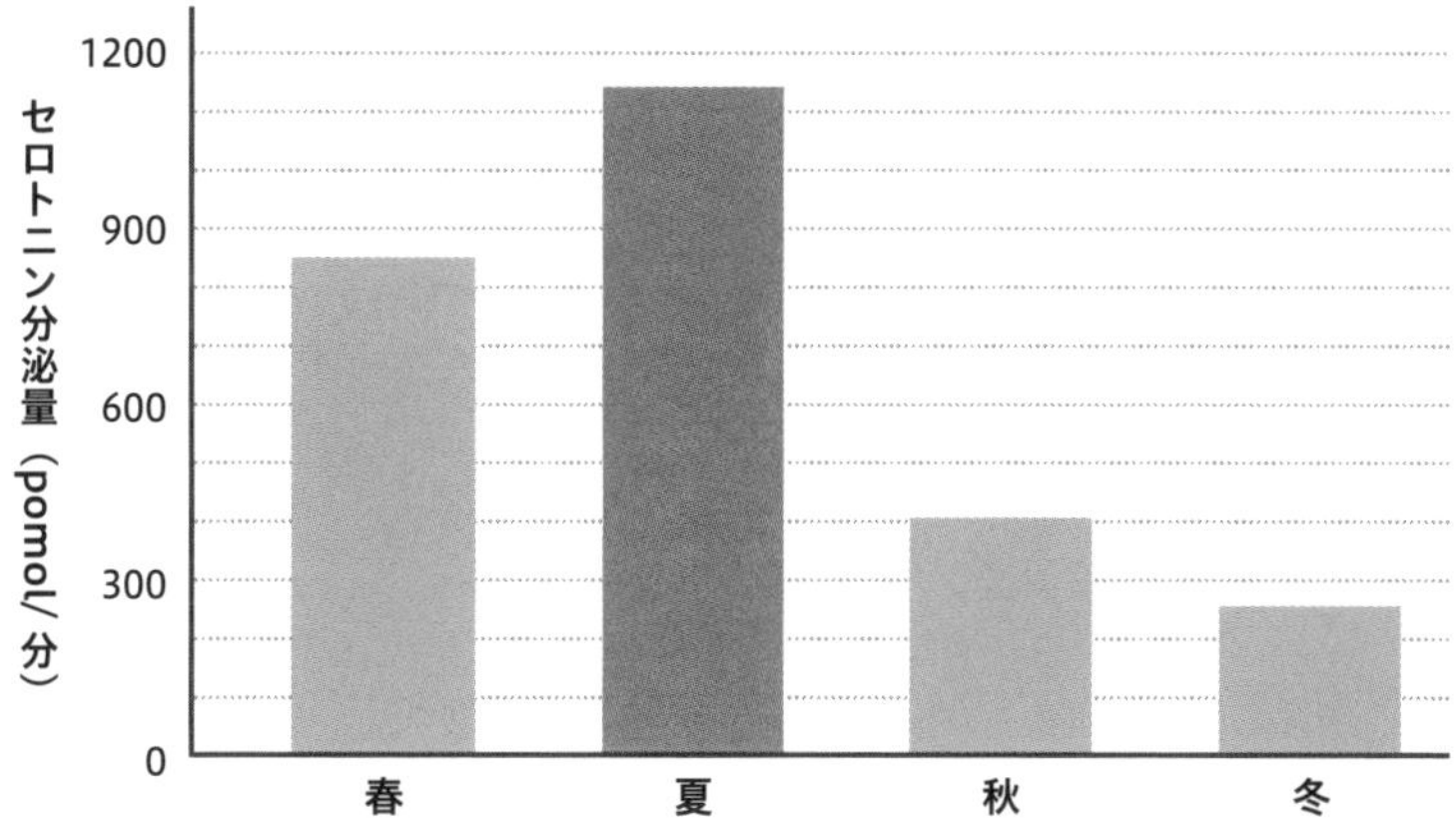

＊出典：Effect of sunlight and season on serotonin turnover in the brain（2002）Lambert G, et al., Lancet, 360, 1840 ～ 1842.

また、友人と食事に行って、つきあいで食事の内容や酒の量を相手に合わせてしまったり、子どもが残したおかずを「もったいないから」と平らげたりしてしまう。その結果、二日酔いや胃もたれを起こしたり、なんて経験もあるでしょう。

つまり、食事はいろいろな情報や慣習に左右される、ということ。それにより**私たちは長年、体が本当に求めているものを食べてこなかったかもしれません。**

しかし、面倒なつきあいも減り、子育てからも解放されたみなさんは、自分の体の声に素直にしたがい、「食べたいものを食べられる」素晴らしい環境にいます。

もし、自分が健康で味の濃い味噌汁が飲みたいと感じるならば、体が塩分を求めているのだととらえて、素直にいただけばいいし（毎日でなければ）、「今日は肉だけでいいかな」と思ったら、肉だけを楽しむことがあってもいいでしょう（毎日でなければ）。店で頼んだ食事の量が多かったら、「残してごめんなさい」という気持ちで箸をおいても、罰は当たりません。

情報や思い込みにとらわれすぎず、自分が今、何を食べたいのか体の声を聞く。それが心身にストレスや負担を与えず、「体にもおいしい」食事です。

体の声に耳を傾けよう

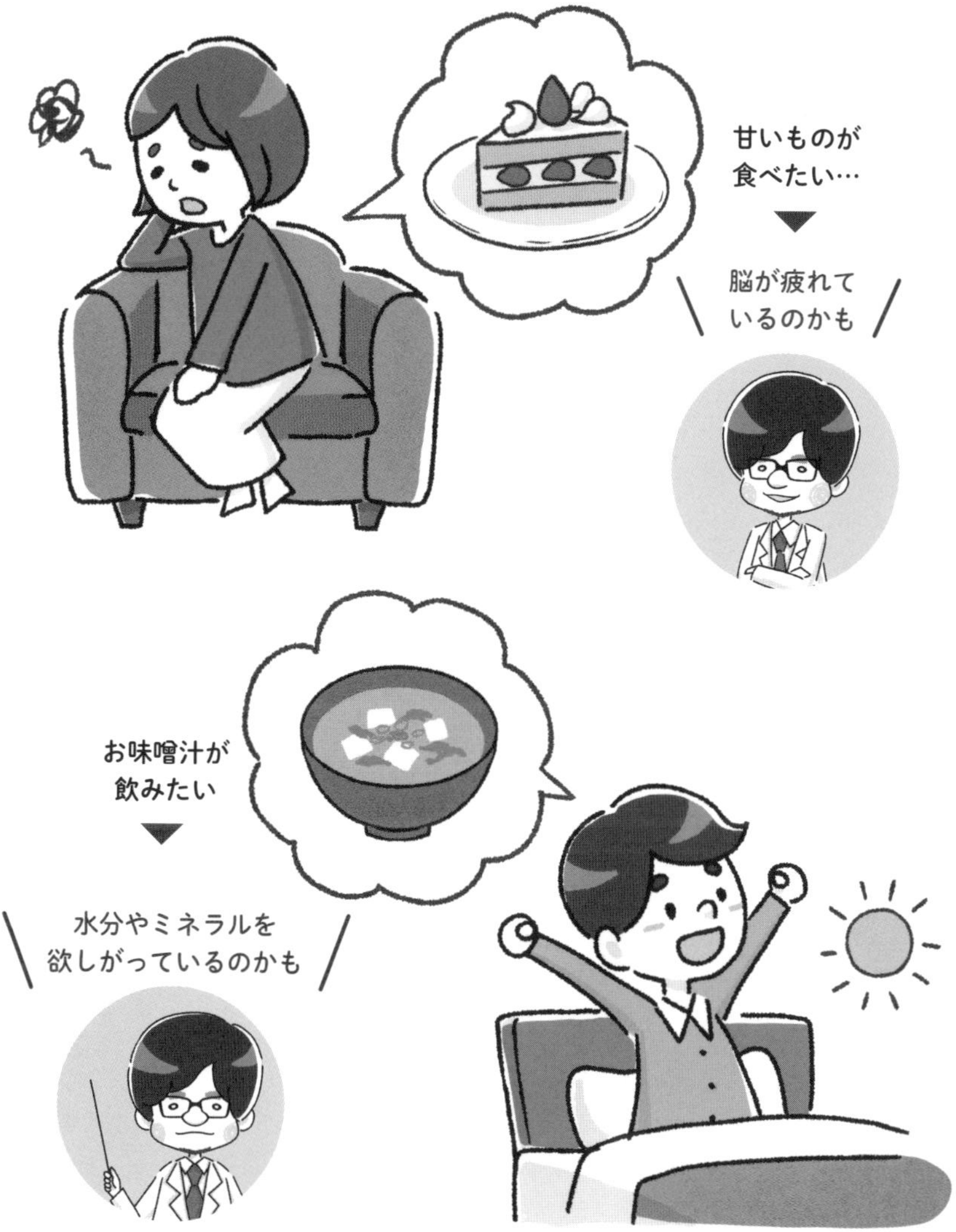
甘いものが
食べたい…
脳が疲れて
いるのかも
お味噌汁が
飲みたい
水分やミネラルを
欲しがっているのかも

07

楽しい気分で食べることが健康につながる

食は感情に左右されやすい

以前、おもしろい論文をみつけました。二つのグループに対し、一方には楽しかったこと・うれしかったことを、もう一方には悲しかったこと・つらかったことを思い出して作文を書いてもらうと、前者には陽性の感情が、後者には陰性の感情が強くなった、というものです（※1）。

興味深かったのは、続く「食」に関する報告です。彼らに食べたいものを聞くと、**前者はヘルシーなものを、後者はジャンクフードを食べたい**、と答えたそうです。

この論文を読んだとき、真っ先に思い浮かんだのは「失恋するとヤケ食いに走る」という食行動です。好きな人に振られたとき、甘いものやスナック菓子などをむさぼるように食べてしまうとは、よく聞く話ですが、これはジャンクなものを一度に大量に摂取して自分の体を傷つける〝自傷行為〟。失恋で受けた〝スト

※1 Better moods for better eating?: How mood influences food choice（2014）Gardner MP, et al., J Consum Psychol, 24(3), 320 ~ 352.

レス”を緩和しているのかもしれません。

このように、人間は心理状態により、食行動まで変わります。つまり、**日々前向きな気持ちで過ごしていけば、自然と健康な食生活を送れるのです。**

とはいえ、人間ですから、ときにうつうつとしたり寂しくなったりもします。

そこで、冒頭の論文にヒントを得て、「映像を使用した食の嗜好性」について、学内の学生を対象に実験を試みました（※2、※3）。その結果、わずか4分の映像を観ることで気分は大きく変わりました。とてもリラックスした人は健康的な食品を好むようになっていました。

感情によって食べたいものが変わる

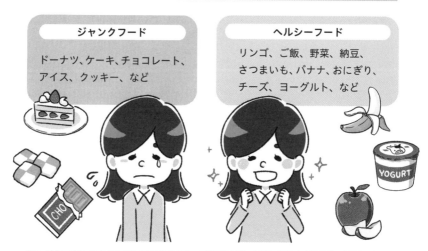

ジャンクフード

ドーナツ、ケーキ、チョコレート、アイス、クッキー、など

ヘルシーフード

リンゴ、ご飯、野菜、納豆、さつまいも、バナナ、おにぎり、チーズ、ヨーグルト、など

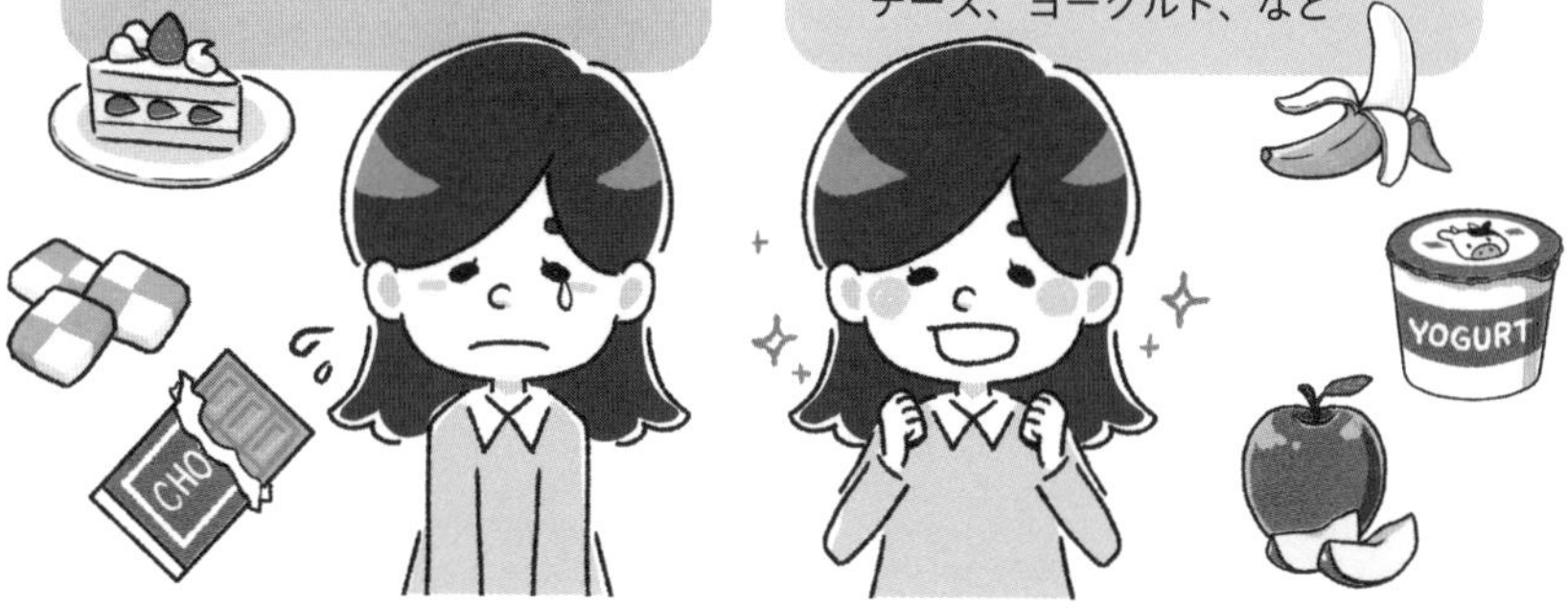

※2　映像で誘導された安静感情は健康的な食品への嗜好性を増加させる（2021）村井睦他，北関東医学，71，169～176.

※3　動画視聴により誘導された情動が食の嗜好性に与える影響（2022）笠岡誠一，村井睦，増田知尋，第69回日本栄養改善学会，D-6-2.

重要なのは食前の心の状態です。落ち込みや寂しさ、イライラを感じても、**食前に楽しい気分に切り替えれば、体に良い食事になる、と考えられます。**

ハッピーになればおのずと食事もヘルシーに

手っ取り早く楽しい気持ちになれるツールといえば、テレビなどの映像があります。**食事を準備する前に好きなテレビ番組や映像を観る。**「推し」の映像なんかもいいでしょう。そこでハッピーな気持ちになれば、おのずと食事もヘルシーなものになっていくはずです。

『晩酌の流儀』『深夜食堂』など、料理にフォーカスしたドラマを観てもいいでしょう。「お、今日はこれを作ってみようかな」と、献立のアイデアを得られますし、調理も楽しくなります。

また、国内外の観光地の映像を観るのもおすすめです。イタリアの街並みを観ながらパスタを作り、きちんとテーブルにセットして食べるなんて最高です。

食事の前はハッピーな気分に

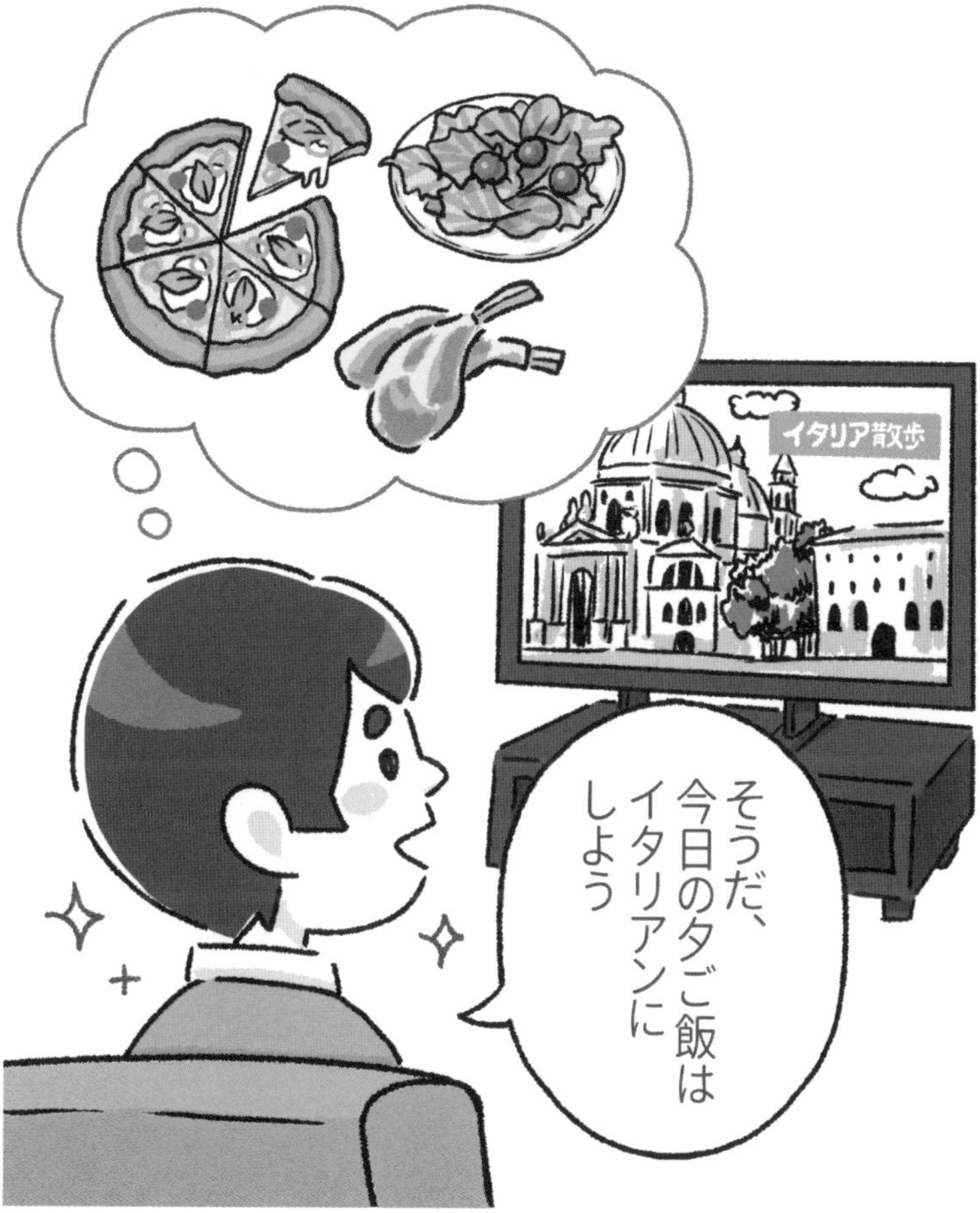
イタリア散歩
そうだ、
今日の夕ご飯は
イタリアンに
しよう

08

ガマンをやめる

健康意識が不健康を招く?!

「主観的健康寿命」という言葉をご存じでしょうか? これは「疾患の有無にかかわらず、自分が健康であると自覚している期間」を指します。例えば高血圧や糖尿の傾向はあっても、とくに制限なく、快適に日常生活を送っていると自分自身が思えるなら「健康」である、という指標です。

主観的健康観が悪くなると、要介護の発生率も増えるという調査結果がありま す(※1)。心身一如とはよく言ったもの。心の持ちようが明るくなれば体も元気になり、疾病の疑いや「太りすぎると病気になる」といった不安に駆られると、健康も次第に損なわれるのです。

そもそも、**血圧の数値をはじめとした健康診断の基準値は、時代とともにだんだんと厳しくなっています**。これは、医療費負担を軽減するための予防策と言えそうです。「そろそろ危ないですよ」と注意喚起することで、一人ひとりが生活

※1 主観的健康寿命を延ばす(2011)(独)東京都健康長寿医療センター研究所

習慣や食事を振り返り、セルフメディケーション（予防医学）の意識を高めてもらおう、という考えでしょう。

その結果、本人の健康状態は何も変わっていないのに、診断では危険信号が点滅。〝高血圧予備軍〟と言われる人が急増しました。

たしかに国の施策が功を奏し、国民の健康意識は高まりました。反面、**健康であるにもかかわらず、血圧やBMIなどを気にして、無理な食事制限（ダイエット）をする人も増えたと感じています。**

主観的健康観と要介護の発生状況

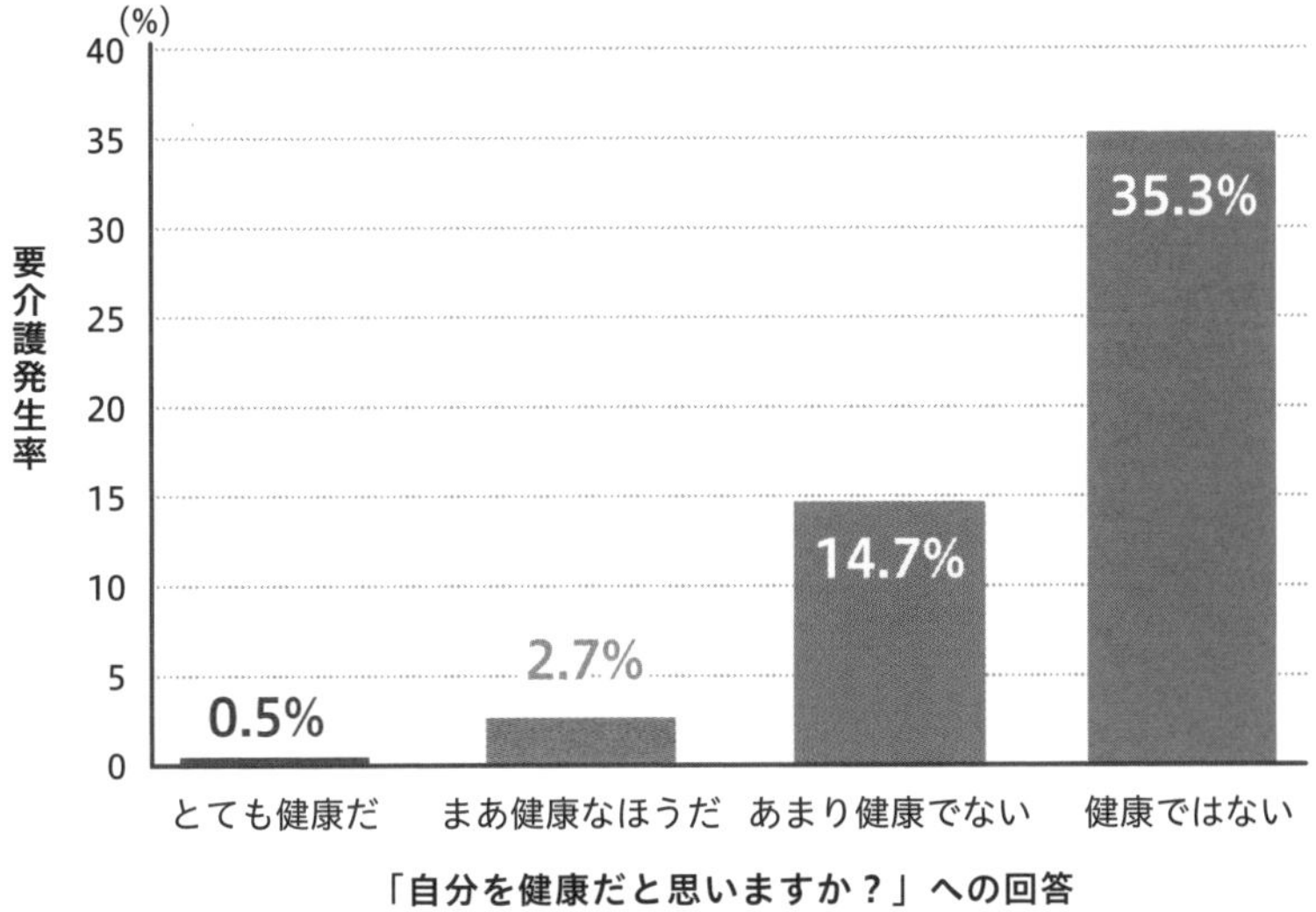

＊出典：（独）東京都健康長寿医療センター研究所ウェブページ

ガマンしたところでいいことはない

食事制限は続かないという調査結果も出ています。

ダイエットには「食べないガマン」と「食べるガマン」があります。太ってはいけない、もっとやせなくてはというのが「食べないガマン」。健康のためだと、たいしておいしくもない健康食品を食べることが「食べるガマン」です。

どちらも「ガマン」である限り、ストレスはたまります。いくら健康に良い食品であっても、むりやり食べるのでは、デメリットが多く長続きしません。

とはいえ、「年をとると病気になりやすいから心配で……」ともよく聞きます。しかし、65歳以上でガンになる人は100人のうち1・9人、70歳以上でも100人のうち2・3人という集計結果もあります(※2)。年をとったからといって、それほど確率が高いわけではないと思いませんか？　私は、**疾病や肥満症でもないのに、無理に食事を制限する必要はないと考えます**。むしろ、ご自身の主観的な健康観を信じて食べたいものを、自信をもって食べましょう！

※2　高齢者がんの統計（2019）健康長寿ネット

主観的健康観と生存率の関係

自分のことを「とても健康である」と回答した男性は生存率が高く、一方で「健康でない」と答えた男性は人は生存率が低くなっている。

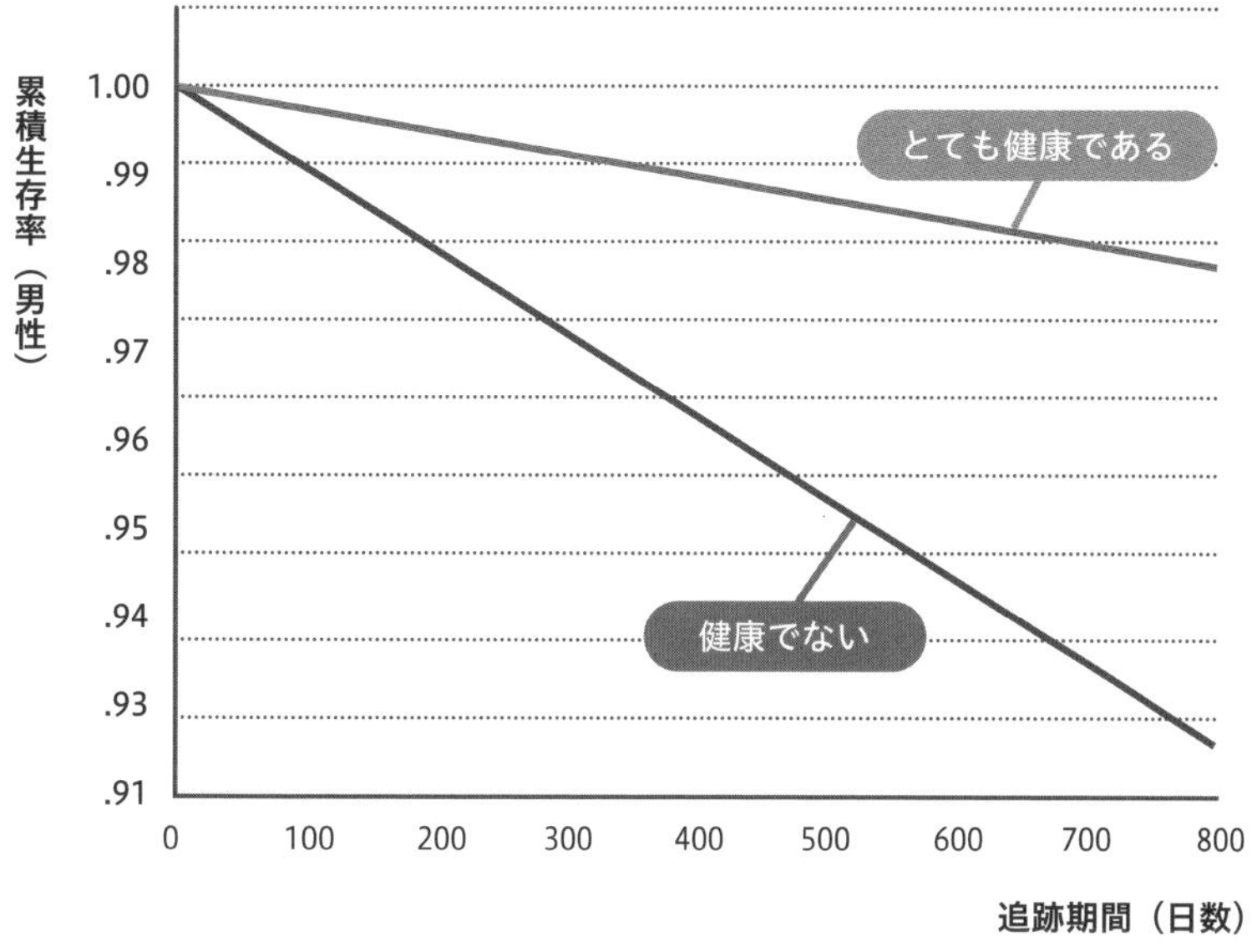

＊出典：主観的健康寿命が高齢者の生命予後に及ぼす影響（2003）岡戸順一他，総合都市研究，81, 31 ～ 38.

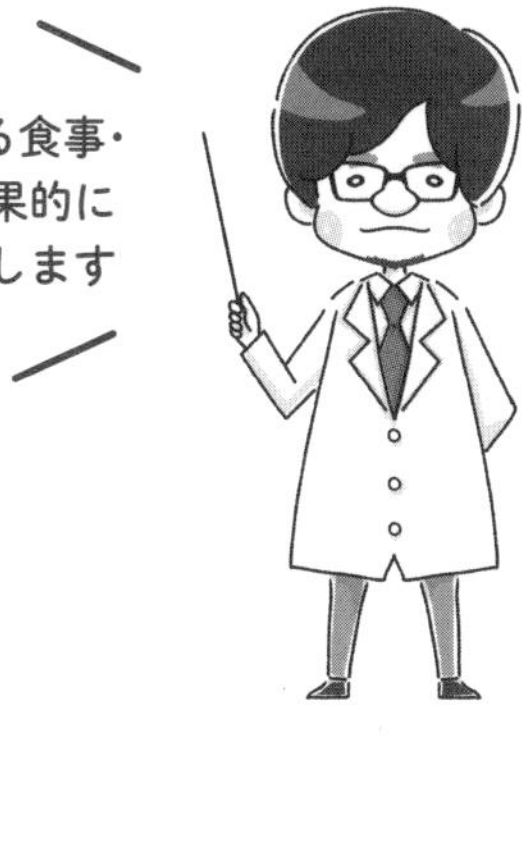
自ら楽しめる食事・
食習慣が結果的に
寿命も延ばします

09

やわらかいものばかり食べていませんか？

やわらかい食感が人気だが……

食感を表現するのに、日本ではオノマトペ（擬音語や擬態語）を多用する傾向があります。オノマトペのような音による表現の利用は、脳の特定の部位を活性化すると言われています。

以前、私のゼミで、レシピ投稿サイトで人気ランキング上位にあがるレシピのタイトルを調べたことがありました。すると、スイーツでは「ふんわり」「サクサク」というキーワードのついたレシピがたくさんあったのです。考えてみるとスイーツに限らず、テレビ番組の食レポなどで「ふわふわでおいしい」という言葉をよく耳にしますが、「硬くておいしい」とはあまり聞かないような気がします。**日本ではどうやら、「ふわふわ」「サクサク」「しっとり」など、やわらかい食感が人気のようです。**

一方で、食通には天然ものの魚が好まれるとか。これには外洋を泳ぎ回って身の引き締まった「コリコリ」といった硬めの食感がいいようです。

噛むことが健康にもおいしさにもつながる

さて、フワトロ食材が人気の日本ですが、〝食べる力〟にフォーカスすると、いかがなものか、と考えます。

とくに高齢になると嚥下《えんげ》機能が低下します。嚥下機能とは、食べものを飲み込める大きさまで咀嚼し、のど、食道、胃へと送り込む力。低下すると食事量が減り、やせすぎなどの健康問題を引き起こ

時代別にみた1回の食事当たりで噛む回数

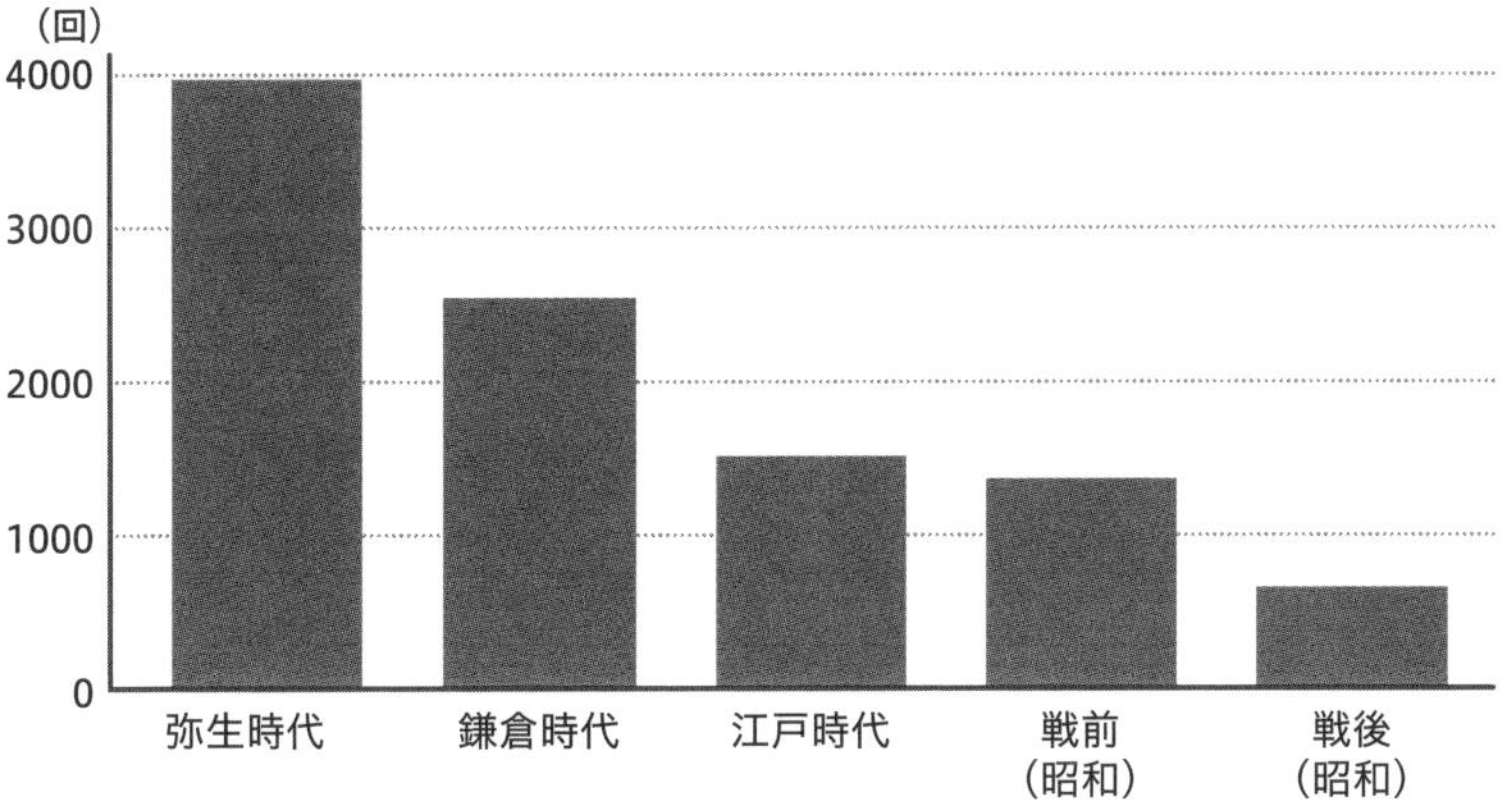

＊出典：咀嚼システム入門（1987）斎藤滋，風土社，東京，p115.

します。

嚥下機能の衰えを防ぐには、最初の関門である咀嚼する力がカギです。食べものをよく噛み砕くほど、のどや食道も通りやすく消化もスムーズになるからです。「ならば最初からやわらかいものを食べればいい」と思う方も少なくないようですが、これは逆効果ではないでしょうか。

噛むのも飲み込むのも筋肉の働きですし、内臓も筋肉です。歩かないとどんどん足腰が衰えるのと同じで、**やわらかいものばかり食べていると、口やのど、胃腸は衰えていくでしょう**。ですから、つね日ごろから「しっかり噛める」ほうがいいのです。

もう一つ、おいしさには視覚、味覚、嗅覚、聴覚だけでなく「食感」も影響します。とくに、口内の上あごの奥、のどの入り口あたりにある「軟口蓋」でも味を感じています。食べものの跳ねる動きをおいしさに変換しているようです。

元気なうちはよく噛んで、食感も味わいたいものです。

食べる能力の変化

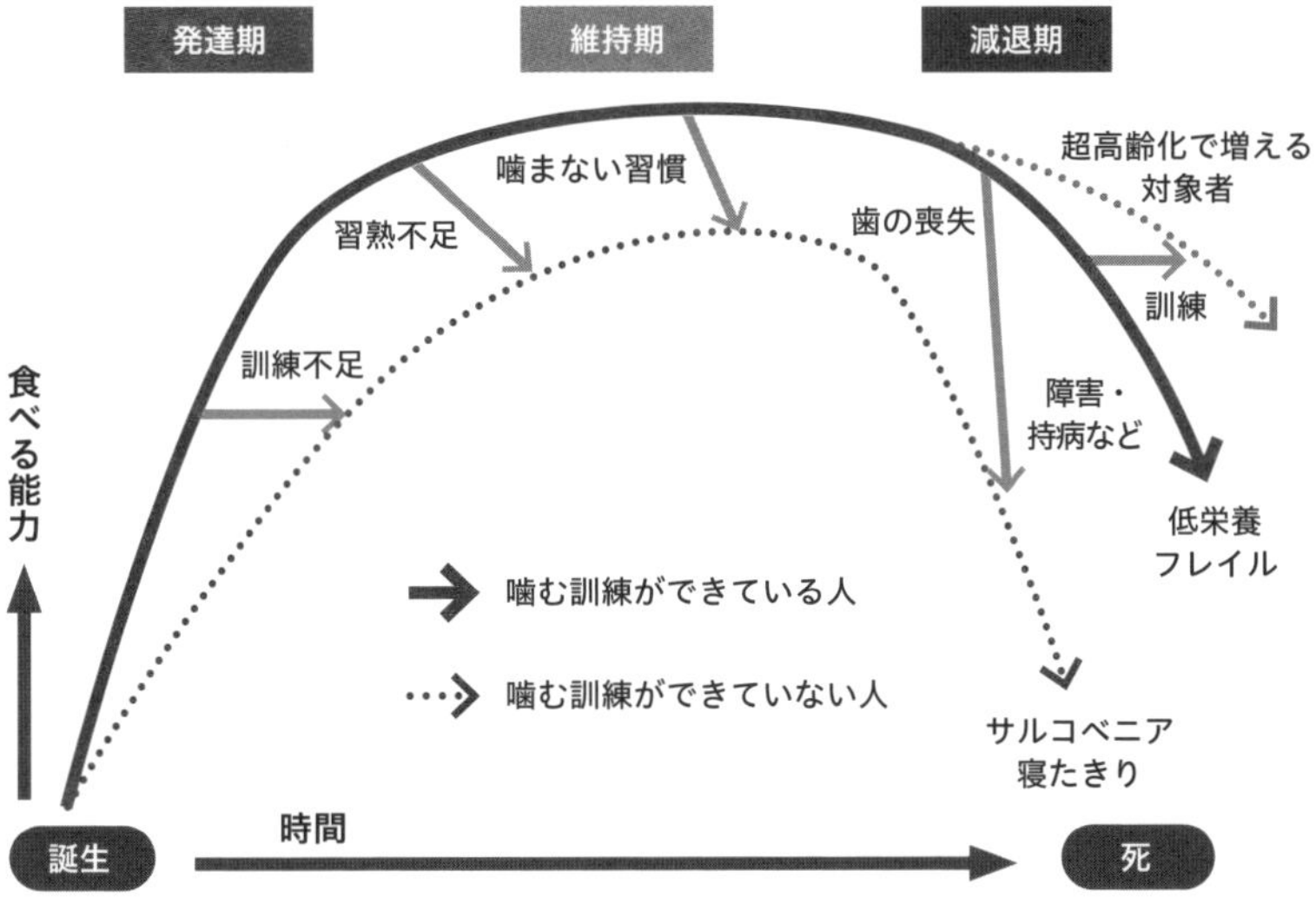

＊出典：高齢者用食品の現状とその物性評価（2019）神山かおる，高齢者用食品の開発と市場動向，シーエムシー出版，p.40.

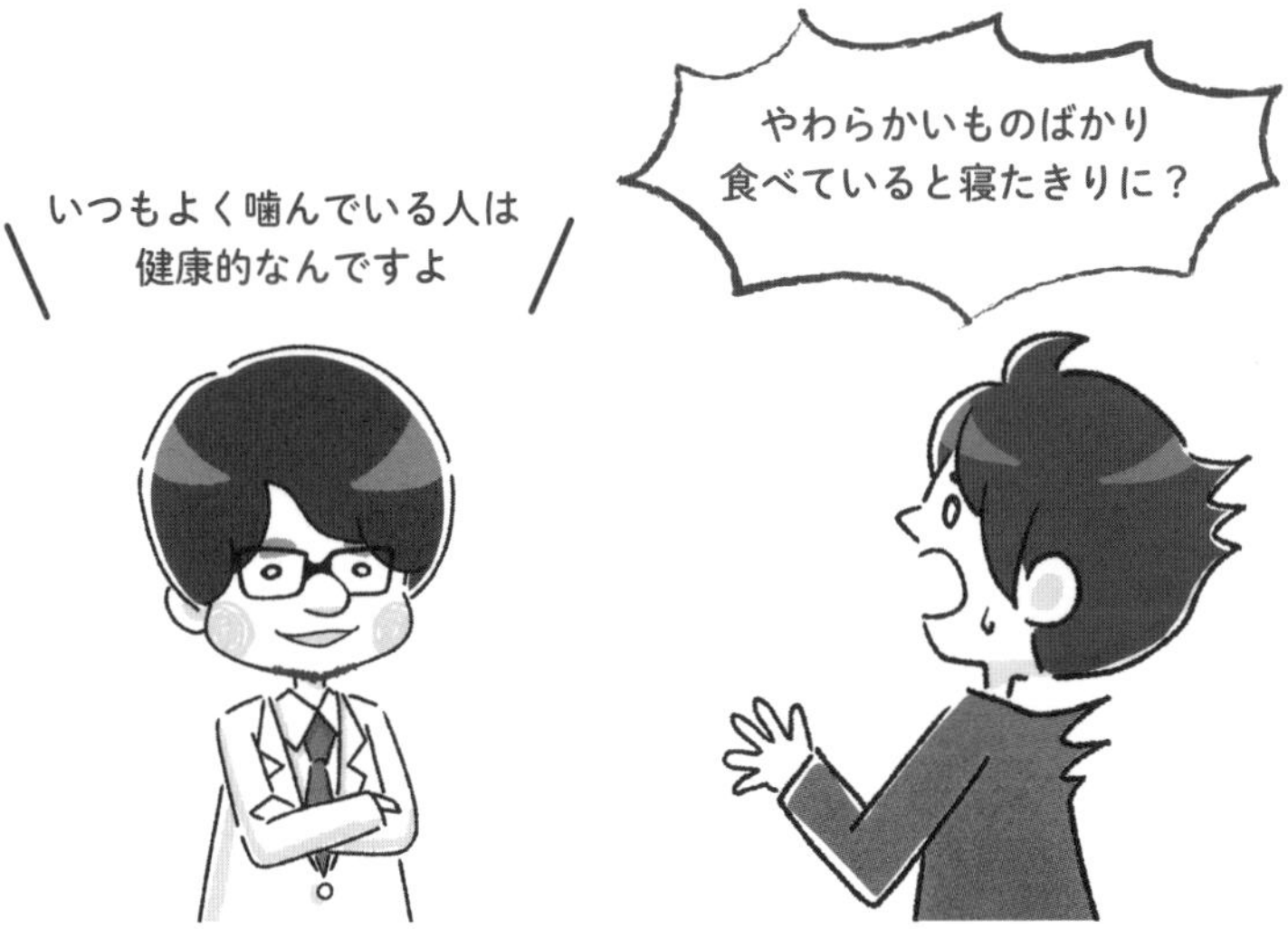
やわらかいものばかり
食べていると寝たきりに？
いつもよく噛んでいる人は
健康的なんですよ

10

たまには違うものを食べる

同じものばかり食べていて体にいいわけがない

今、「完全食」と言われる食品がはやっています。たしかに多くの栄養素が含まれていますが、はたして本当に「完全な食品」なのでしょうか。

「これさえとればいい」という食べものは、たしかに効率が良さそうですし、安心感もあります。しかし、ここで言う「完全」とは、厚生労働省によって摂取基準が決められた栄養素が入っている、という意味でしょう。摂取基準が決められていない食品成分はまだあります。**決まった食品を食べるだけでは、どうしても補えない成分がある**と考えられます。例えば、疲労回復に効果があるといわれるビタミンB_1は豚肉に比較的多く含まれています。とんかつもよいですが、ニンニクと一緒に炒めるとビタミンB_1の吸収が良くなりますし、ニンニクの香り成分（アリシン）の効果も期待できます。このように、食材は増えれば増えるほど、いろいろな栄養素がとれるうえ、栄養の偏りも是正できます。

また、食べものには、今、良いと言われているもの以外にも、未知の栄養素や成分が含まれている可能性があります。例えば、「食物繊維」は従来「栄養にならない不必要な成分」と考えられていました。ところが研究が進んで、便秘の解消や大腸ガンの予防などの効果が知られだしたのは50年ほど前です。

あるいは、「ポリフェノールが体にいい」と騒がれだしたのは、今からせいぜい30年ぐらい前です。主に野菜やくだものの皮に含まれていますが、以前はこれらに栄養があるという考えがありませんでした。ポリフェノールは今でも摂取基準量が設けられていませんし、「完全食」を謳《うた》う食品でも必ずしも含まれていません。

代表的なポリフェノール

ポリフェノールの効能……　ポリフェノールは抗酸化作用が強いので、活性酸素などの有害物質を無害な物質に変え、動脈硬化など生活習慣病の予防に役立ちます

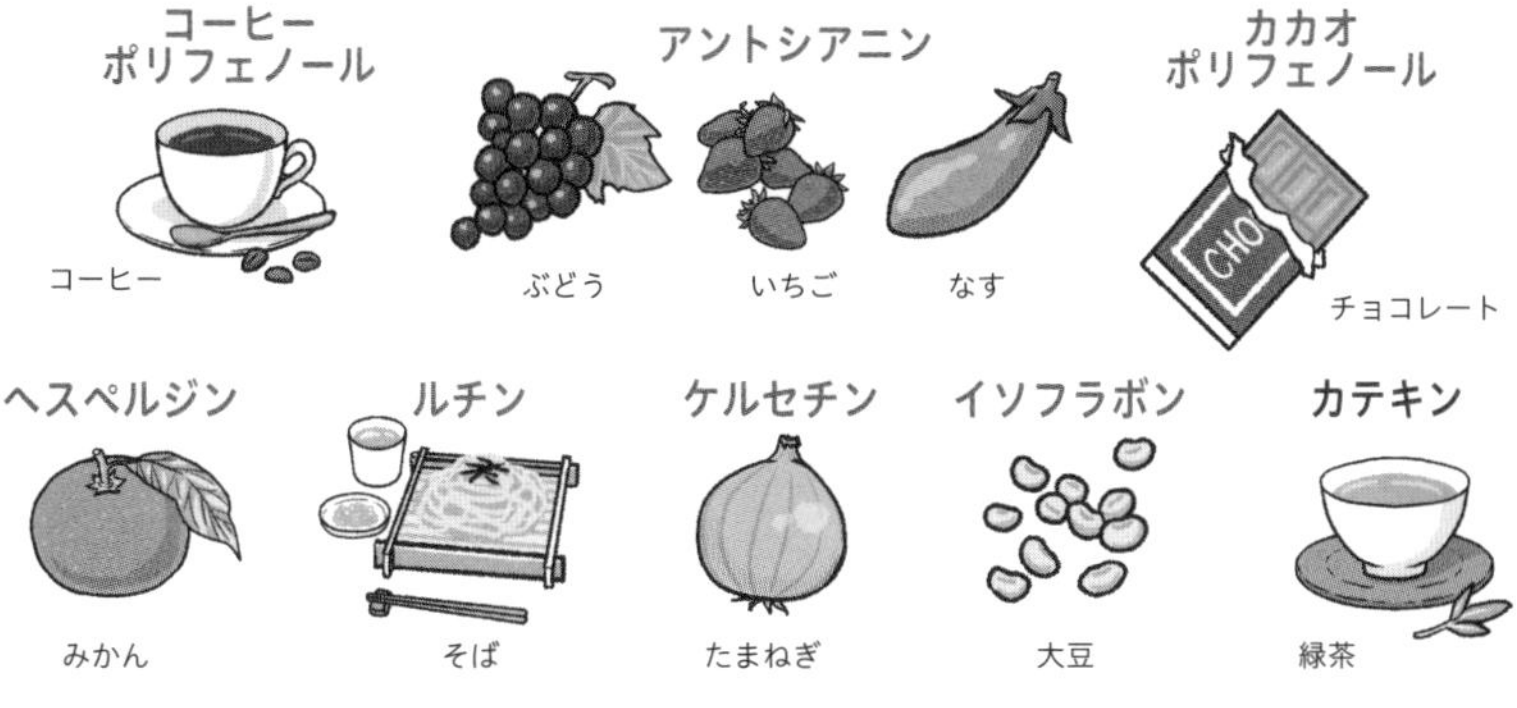
コーヒーポリフェノール
コーヒー
アントシアニン
ぶどう
いちご
なす
カカオポリフェノール
CHO
チョコレート
ヘスペルジン
みかん
ルチン
そば
ケルセチン
たまねぎ
イソフラボン
大豆
カテキン
緑茶

あえて、違うものを食べる日を設けてみる

まず、毎日、朝食にパンを食べている方は「ご飯の日」を設けてみましょう。するど、牛乳の代わりに味噌汁にしたり、目玉焼きをしらす入りのオムレツにしたり、納豆を加えたりと、食べる内容が自然と変化していきます。

もちろん、起きたときに「今日はパンかな、ご飯かな」と体の声を聞いてから決めてもいいのです。現役世代には朝からそんな余裕などありませんから、まさに、みなさんの特権です。

今ではスーパーに行くと、新しい食品やめずらしい野菜が並んでいたりします。そこで、食べ慣れたものばかりでなく、たまには変わったものにチャレンジしてみてはいかがでしょう? **「ご飯に合うかな?」という視点で選ぶと、意外と失敗しません**。

それが口に合わなかったり、使い切れずに余ったりしたときは、鍋やカレーに入れてしまいましょう。そうすれば、たいていのものはおいしくいただけます。

いつもの代わりになる食べもの

いつものメニューを少し変えてみることで、栄養の偏りを減らすことができます。代替食品を探してみましょう。

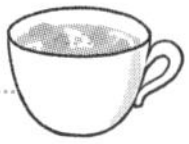
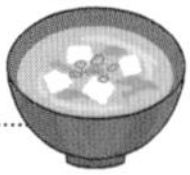
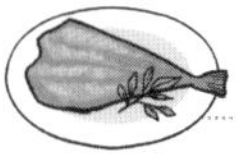
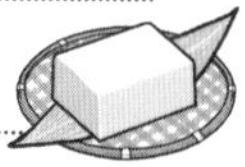

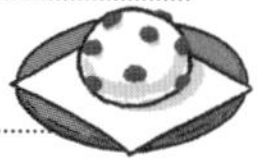

多国籍系		和食系
パン	⇔	ご飯
コーンスープ、野菜スープ	⇔	味噌汁
目玉焼き	⇔	卵焼き
フォー	⇔	うどん
シチュー	⇔	カレー
魚のフライ	⇔	魚の天ぷら
魚のムニエル	⇔	焼き魚
ピクルス	⇔	漬物
とうふステーキ	⇔	冷ややっこ
カルパッチョ	⇔	刺身
ケーキ	⇔	大福
ガレット	⇔	そば
紅茶、コーヒー	⇔	緑茶、麦茶

11

料理の配置をイメージしよう

主食・主菜・副菜・汁ものを意識しよう

和食の良さは、なんといってもバランスが良いことです。**栄養学的にいうバランスの良い食事の基本形は、主食（ご飯やパン、麺といった炭水化物）、主菜（たんぱく質）、副菜（野菜・きのこ類など）、汁ものがそろった食事。**これにもう一品の副菜として漬物などがつく場合もあります。まさに和定食そのものですよね。

ですから、「バランスの良い食事がよくわからない」「自分はバランスよく食べているのか心配」と感じている人にやってほしいのは、食事を用意する前に、料理を和定食のように配置した食卓を想像することです。

例えば、ご飯があり（主食）、味噌汁がある（汁もの）。それと、作りおきのきんぴらごぼうがある（副菜）とします。足りないのは主菜なので、肉か魚（たんぱく質）を用意すれば、バランスの良い食事の完成です。

もし、メイン料理が「うどん」だったら、うどん（主食）に足りないものを加えればいいのです。主菜（たんぱく質）として肉を入れて「肉うどん」にしてもいいし、卵をのせて「月見うどん」にするという手もあります。さらに青菜やきのこ類（副菜）を加えるのです。つまり、それぞれの材料を主食・主菜・副菜・汁ものに分けたと想像してみてください。

「定食にしてみると、ちょっと主菜、副菜が足りないかな？」と思ったら、冷ややっこや納豆（主菜）、漬物（副菜）などを加えてもいいでしょう。**どんな献立にしろ、和定食の配置に当てはめれば、足りないものが明確になり、そこを埋めるだけで、バランスはとれるのです。**

バランスの良い食事例

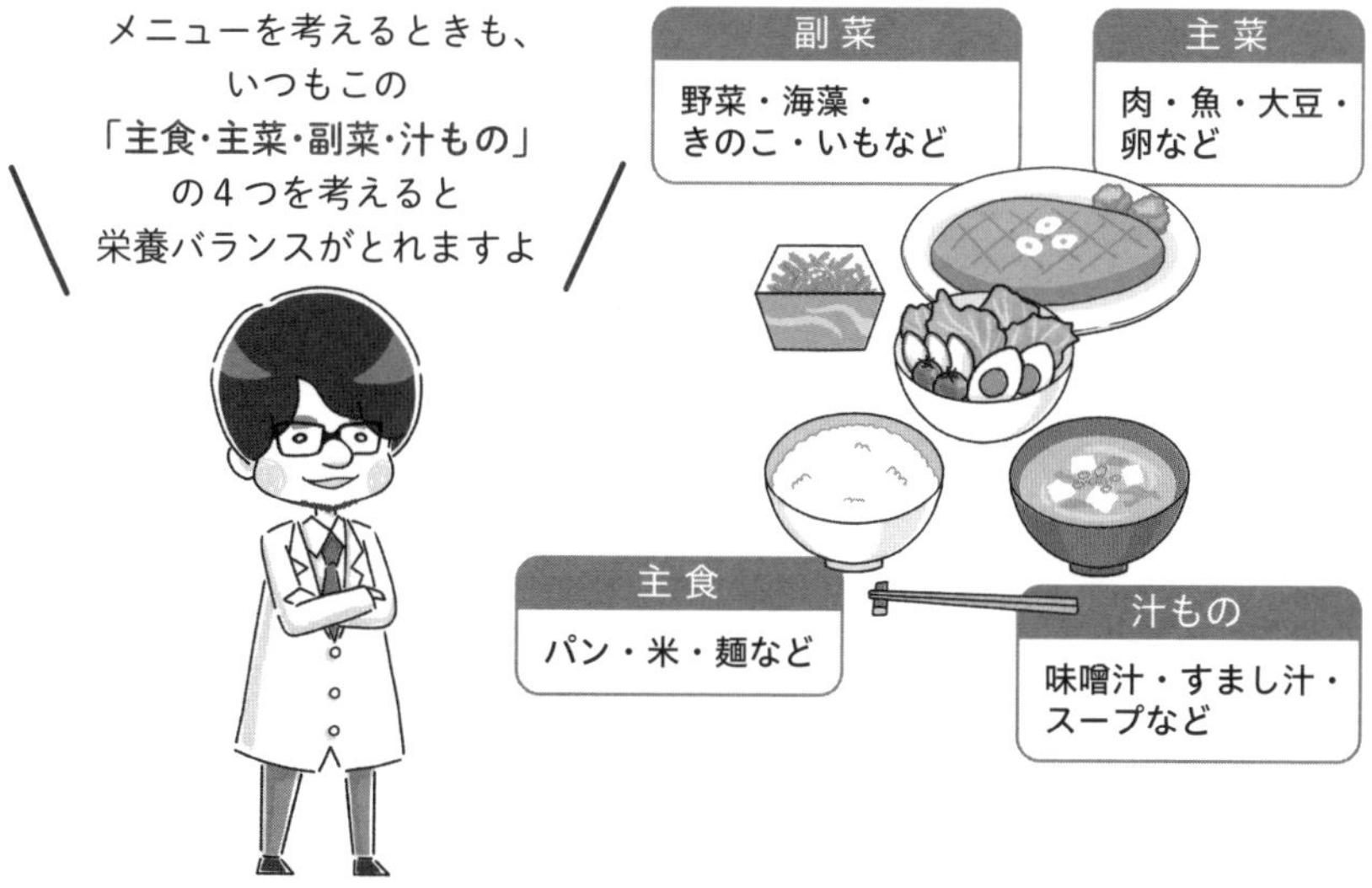

それぞれの栄養価をアップ

そろえることに慣れたら、次は一品一品の内容を充実させて、さらに栄養価を高めるというステップに入ります。

例えば主菜。たんぱく質を含む食品は肉類、魚介類、卵、大豆・大豆製品など。穀物や野菜にもたんぱく質は含まれますが、主菜にするのはあくまでアミノ酸の含有バランスに優れた〝良質なたんぱく質〟です。

同じ良質なたんぱく質でも、含まれるアミノ酸※の量や栄養素が異なります。例えば植物性の大豆・大豆製品に少なめのアミノ酸は、動物性食品にしっかり含まれています。**「朝は納豆ととうふしか食べていなかったな」と思ったら、昼なり夜なりの主菜を卵料理や肉・魚料理にしてみましょう。**

副菜や汁ものも同じように、食材をグルグルと変えていけるようになれば、パーフェクトです。

※アミノ酸とは、たんぱく質を構成する有機化合物

栄養価アップのヒント

手軽だけど、食事として考えたら栄養が足りないというものも、プラスアルファすることで、栄養価もアップします。

❶ カップラーメンの場合

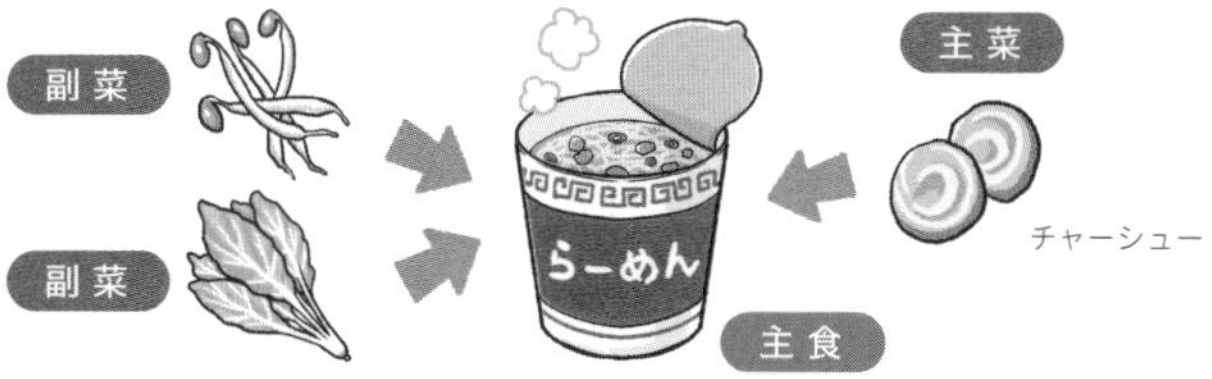
副菜
副菜
主菜
らーめん
チャーシュー
主食

❷ 菓子パンの場合

CHICKEN
あんぱん
主菜
主食
副菜

❸ うどんの場合

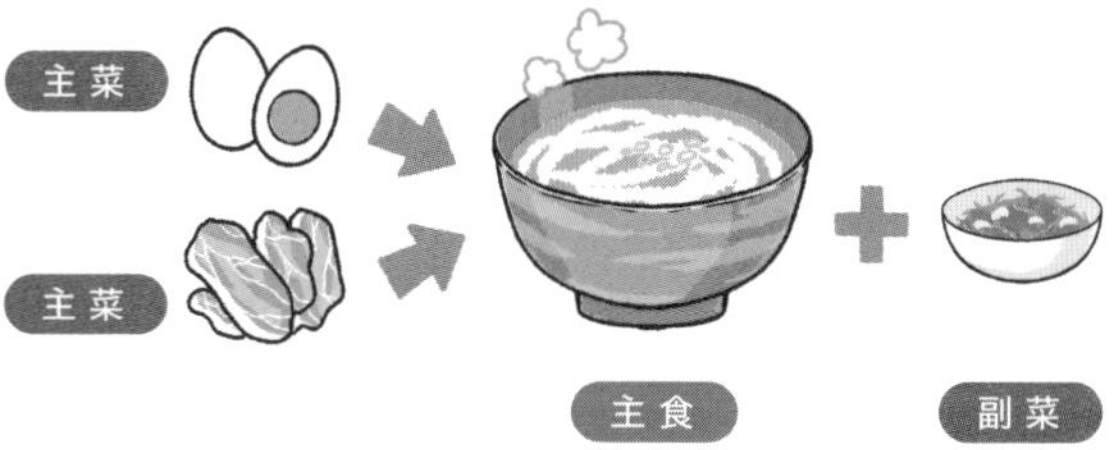
主菜
主菜
主食
副菜

食習慣Q&A

Q. くだものの皮は食べても大丈夫ですか。

A. 問題ありません。

日本では使用できる農薬に厳しい基準を設けています。輸入されるくだものも同様、厳しい検査をクリアしなければ輸入できません。よって、**残留農薬が気になり、くだものの皮を食べるのは危険だと思っている方が多いのですが、多少、食べても問題ありません。**ただし、アレルゲンが皮に含まれる場合もあるので、アレルギーを発症する恐れがあり、注意も必要です。桃の皮に触れると副次的に腫れてしまうようなこともありえます。

くだものは皮ごと食べるほうが栄養価は高くなります。**皮にはビタミン、ミネラル、食物繊維が含まれているほか、ポリフェノールも多いのです。**

とはいえ、皮ごと食べられるのは、リンゴやぶどうぐらいでしょうか。オレンジやレモンなどの皮は酢に漬けたり、加熱したりすると食べられます。これらの代表的な料理は、果実酢やドライフルーツ、マーマレードといったものです。

Q. カップラーメンは体に悪いですか。

A. 塩分（ナトリウム）が多いのが問題です。

最近のカップラーメンはノンフライ製法が主流ですし、1個につき約300キロカロリーていどと、それほど高カロリーではありません。

カップラーメンの問題点はズバリ、「塩分量」です。厚生労働省が定める1日の食塩平均摂取目標量は、成人男性7・5g未満、女性6・5g未満です。ところが、**カップラーメン1個に含まれる食塩は約4g**。一食をカップラーメンにすると、それだけで半分以上の食塩をとってしまう計算になります。

塩分のとりすぎは高血圧の要因。塩分（ナトリウム）の多くはスープに含まれているので、食べる際はスープを少し残す習慣をつけましょう。

さらに裏わざを一つ。ゆでたほうれん草をトッピングしたりして一緒に食べると塩分のとりすぎを防げます。なぜなら、**ほうれん草に含まれるカリウムという成分には、ナトリウム（食塩の成分）を体外に排泄する働きがあるからです。**

なお、カリウムは小松菜やニラ、きのこ類、海藻類にも豊富に含まれています。

COLUMN 1

海外にも見習うところがある

日本は健康寿命が世界でいちばん長い国です。健康寿命とは日常生活に支障なく健康で過ごせる期間を指します。ところが、「自分の生活に満足している」を指標とした幸福度ランキングでは51位でした。このギャップは「人生の楽しみ方」の違いではないかと考えています。

イタリアの長寿者が多い地域ではオシャレな高齢者が多いという話があります。オシャレをすれば外に出かけていく気にもなり活動的になるのでしょう。

イギリスではパブ文化が根付いています。若いころから地元のパブに通い、年長者に悩みを相談したりするようです。高齢者になれば今度は若い人の相談役になるのです。お酒を飲める・飲めないにかかわらず老若男女が交流する場があるのですね。

ところで日本にはスナックがありますね。悩みを聞いてもらえる大人の社交場です。最近では海外からの旅行者で賑わっているようです。

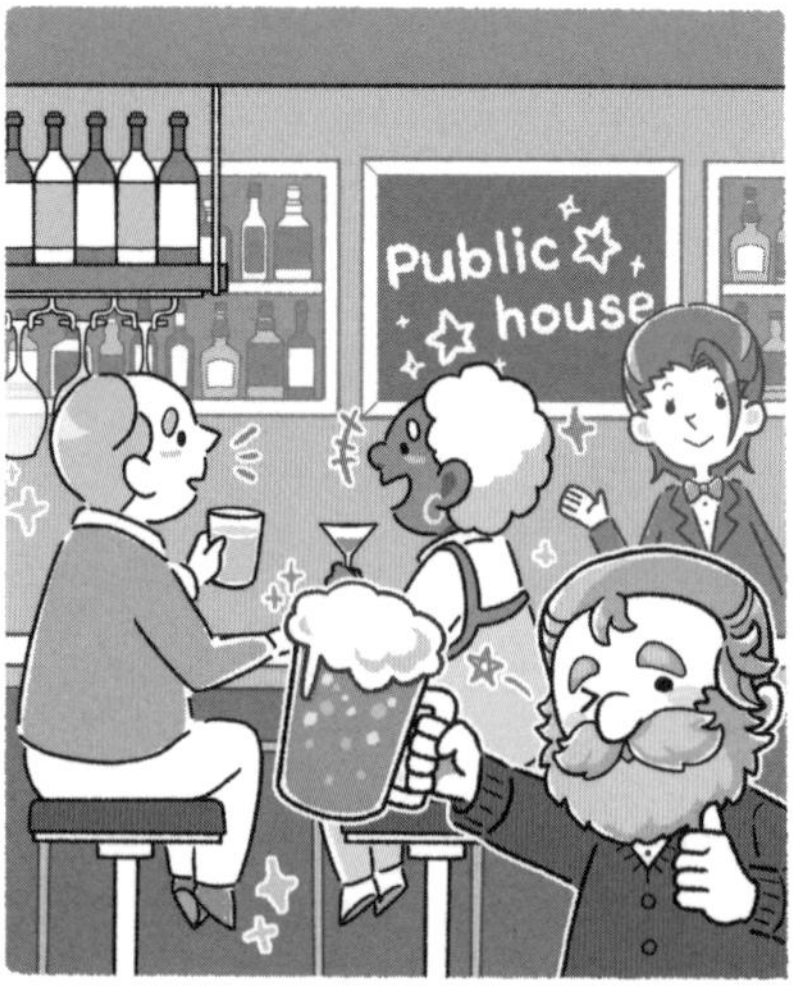

第2章

脳と体が若返る食習慣
おうちでつくる

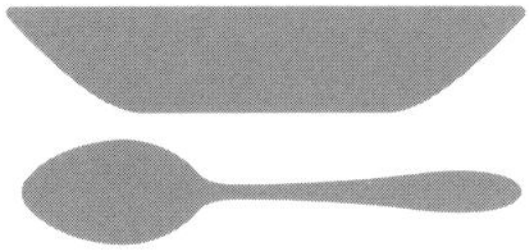

12

週に1日、塩と醤油《しょうゆ》を使わない

●ふだんいかに塩を使っているか意識してみよう

「ステルス減塩」という言葉をご存じでしょうか。ステルスとは「こっそり行う」という意味です。商品パッケージに『減塩』とつけると、消費者はどうしても「味が薄いのではないか」と思って購入してくれない。ならば、ひそかに塩分量を減らせば、気がつかないうちに減塩できるのではないか？　と考えたのです。

じつは、イギリスではこの方法を実践した結果、血管系疾患になる人が減少したという成果が得られています。少しだけ塩分を減らしても、意外と気づかないもの。**多くの人は味へのこだわりよりも、「塩を振りかける」という行為を習慣のように、無意識に行っているのです。**

そもそも高温多湿の日本では、塩はたんなる調味料ではなく、高い殺菌効果のある保存料として重宝されてきました。そのため日本の食卓には、味噌に醤油、漬物、干物と塩気の多い食品が並びやすいのです。ですから週に1日、**塩をまっ**

たく使わないだけでも、体に与える「減塩」のインパクトはかなり大きいと思います（ただし、食品にもともと含まれている塩分は使わざるを得ませんが……）。

では、塩の代わりに何で味付けするのか？その筆頭が「出汁《だし》」です。塩を少なくしたことによる物足りなさは出汁の旨味で補えます。おいしさの基本は5種類の味（甘味、塩味、旨味、酸味、苦味）。減らした塩味を旨味で補うという考え方です。

出汁は使い慣れたものでもいいですし、週に一度の贅沢とわりきって、評判の良い出汁の素やかつおぶし、昆布を、料理店のように贅沢に使うのもいいでしょう。

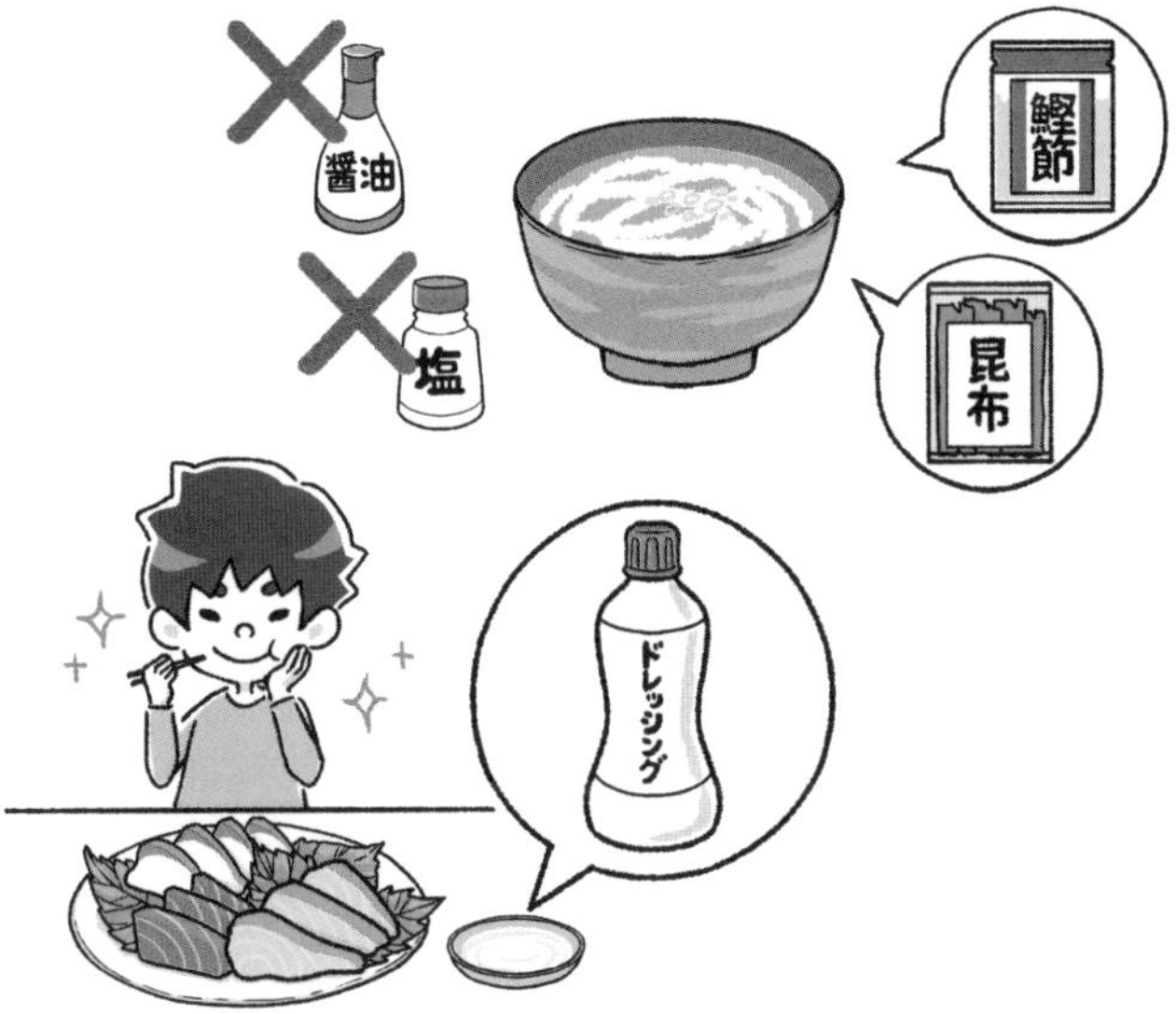

●いろんな味で食事の幅を広げよう

塩を使わない……これを提案する目的は、健康のためだけではありません。使い慣れた調味料を一つ制限することで、新しい調味料に目を向ける、新しい料理、食材、食品と出会うチャンスになるという意味もあります。

また、塩だけでなく塩分の多い調味料も控えましょう。刺身に醤油をつける代わりにドレッシングを試してみようとか、同じアジアの国の調味料を使ってみたらどうだろう、などおいしく食べる方法を新たに考えてみるといいですね。

そうすることで、食卓のちょっとした話題にもなります。例えば、インドネシアの調味料サンバルを手に入れたら、それが無駄にならないよう、サンバルに合う料理を調べて作ってみようか、という気持ちになったりするでしょう。ちなみに私は刺身やとうふを、たまねぎドレッシングで食べることもあります。

なお、**ここで注意すべきは、塩に含まれる「ナトリウム」が問題であるということです。ナトリウムが少ない塩も販売されています。ご活用ください。**

調味料に含まれるナトリウム量

＊小さじ１杯（約5g）当たり

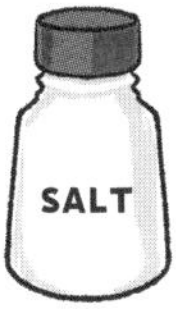

食塩
1950mg

コンソメ
850mg

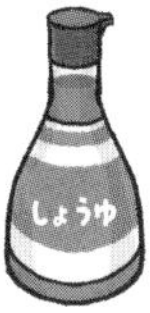

醤油
（薄口）315mg
（濃口）285mg

味噌
245mg

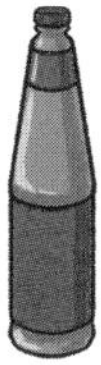

オイスターソース
225mg

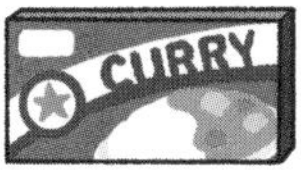

カレールー
210mg

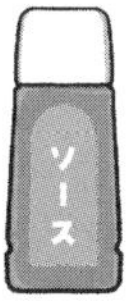

ソース
（ウスターソース）
165mg
（トンカツソース）
110mg

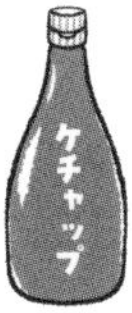

ケチャップ
65mg

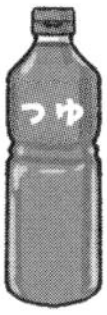

麺つゆ
（ストレートタイプ）
65mg

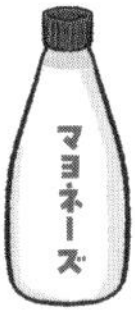

マヨネーズ
34mg

問題なのは
塩分よりも
ナトリウムです

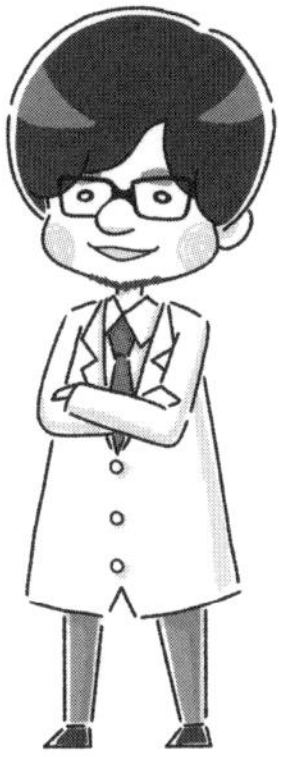

13

箸を使わず1日過ごそう

ちょっと考えるだけでも脳は若返る

前項の「週に1日、塩と醤油を使わない」に続いて、提案したい食事の習慣がもう一つあります。それは「箸を使わない日を作る」です。

「明日は1日、箸を使わない日にしよう」と決めるとまず、「箸を使わずに何を食べようか」と考えますよね。主食をご飯からパンやパスタにすれば、おかずも汁ものも変わっていくでしょう。そこで、じゃあ何が食べられるのか、どんなものを作ろうかと考え、新しいアイデアが生まれます。

この一連の行動が脳にいい刺激となり、脳を若返らせてくれます。

例えば、カレーを少しインド風にして、日本のお米ではなく、バスマティ米やナンにして、スプーンと手で食べてみる。インド人風に、ライスを手で食べてみてもいいかもしれません。

そんな**食べ方を楽しめるのも、時間をたっぷり使える今だからこそです。**

食事も脱日常も脳トレも楽しめる

新たな料理にチャレンジするのは面倒だし、少しハードルが高いと思うのであれば、ふだんの食事で箸を使わないようにできないか考えてみましょう。

例えば、昼食をあえておにぎりにして、つまようじに刺したおかずと一緒に弁当箱に詰めてみるのもいいでしょう。天気が良ければ、ベランダや庭にテーブルといすを出してピクニック気分を味わうもよし。ちょっと近所の公園に行って食べようか、という気持ち

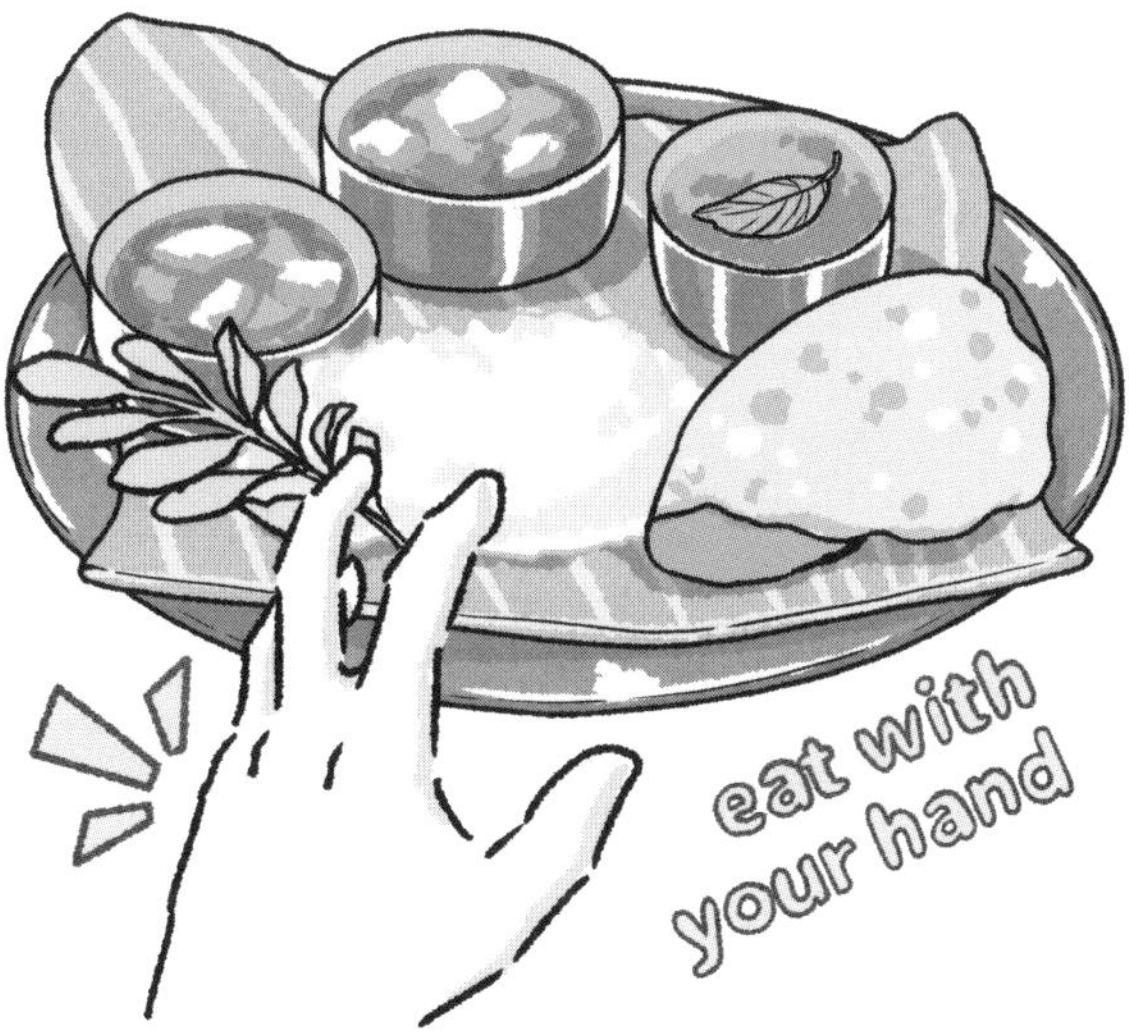

にもなるかもしれません。

あるいは、**いつもの食事を洋食風に盛りつけて、フォーク、ナイフ、スプーンで食べてみるのもいいでしょう。**家で作ったミートソースのパスタやナポリタンなどは、ついつい箸で食べてしまいがちですが、あえてスプーンとフォークを使って食べてみる。魚のホイル焼きやムニエルなんかも、ナイフとフォークを使って食べてみる。見慣れた料理もそうするだけで、なんだか気持ちまで優雅になってくるものです。背筋がピーンと伸びるかも。

ナイフ、フォークの良いところは、両手を動かして食べられる点。じつはこれだけでも脳のトレーニングになります。

漢字ドリルをやる時間を特別に取らなくても、ふだんの生活の時間を脳トレタイムにしてしまいましょう。食事も脱日常も頭の体操も楽しんでしまえる……一石二鳥どころか、三鳥も得られる、お得な若返り習慣です。

箸を使わずに食べる例

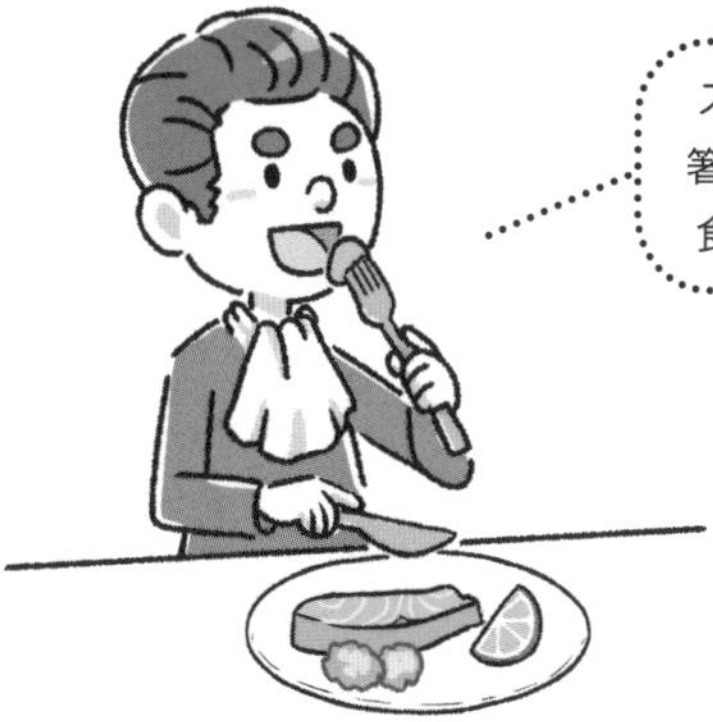

ステーキやムニエル、ハンバーグなど、箸の代わりにナイフとフォークを使って食べてみる

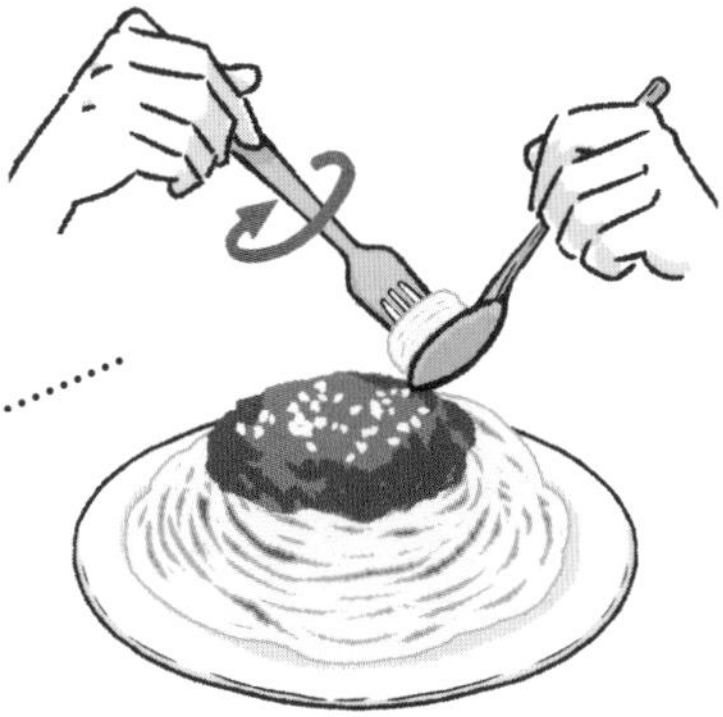

パスタを、スプーンとフォークを使って食べてみる

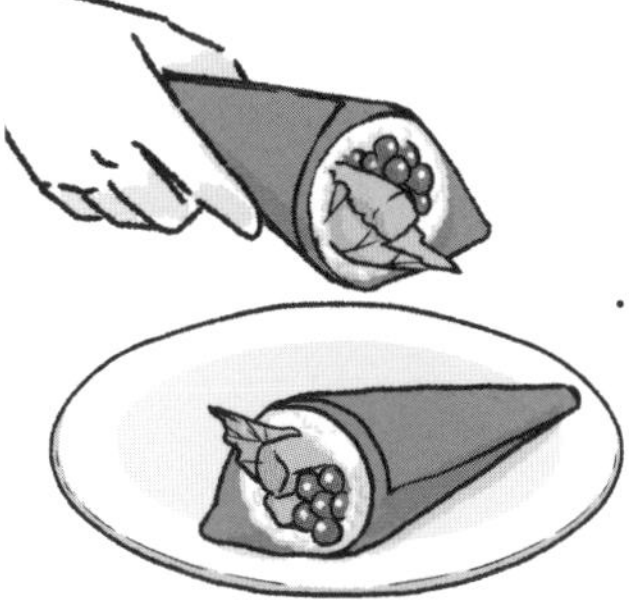

手巻き寿司にして食べてみる

14

食べる前に匂いをかいでみよう

おいしさは素材の香りからはじまる

人はおいしさを舌（味覚）だけで感じ取る動物ではありません。料理を目の前にしたときの感動（視覚）や、口に含んだときに鼻に抜ける香り（嗅覚）。それらをトータルで感じて「おいしい！」と思うわけです。

とくに香りは記憶とも密接に結びついています。というのも、香りは脳の中心部に直接働きかけるからです。香りが脳に与える影響は大きく、そのためヨーロッパでは古くから、さまざまな治療にアロマテラピーが使われています。そう、匂いはおいしさを形成する、とても重要な要素の一つです（▼69ページ）。

となれば、いっそのこと「素材」の香りから味わってしまいましょう。それができるのは内食です。というのも、出来合いのものや外食は調理ずみですから、素材の香りは減っています。内食ならば海産物の匂いを、野菜の匂いを感じられます。とくに、くだものはカットした瞬間、いちばんフレッシュな香りが鼻に抜けます。最高のアロマテラピーです。そして、ほかの材料を混ぜたり火を入れたりすると、どんどん匂いが変化していく。例えば醤油は熱したフライパンにたらした瞬間、フワッと香ばしい香りに変化し、食欲をそそります。そんな一瞬の変化を楽しめるのも、自炊の醍醐味でしょう。

いい香りでおいしさも元気もアップ

ヨーロッパのマルシェ（市場）に行くと、魚介類や野菜、くだもの、きのこ類

香りと脳の関係

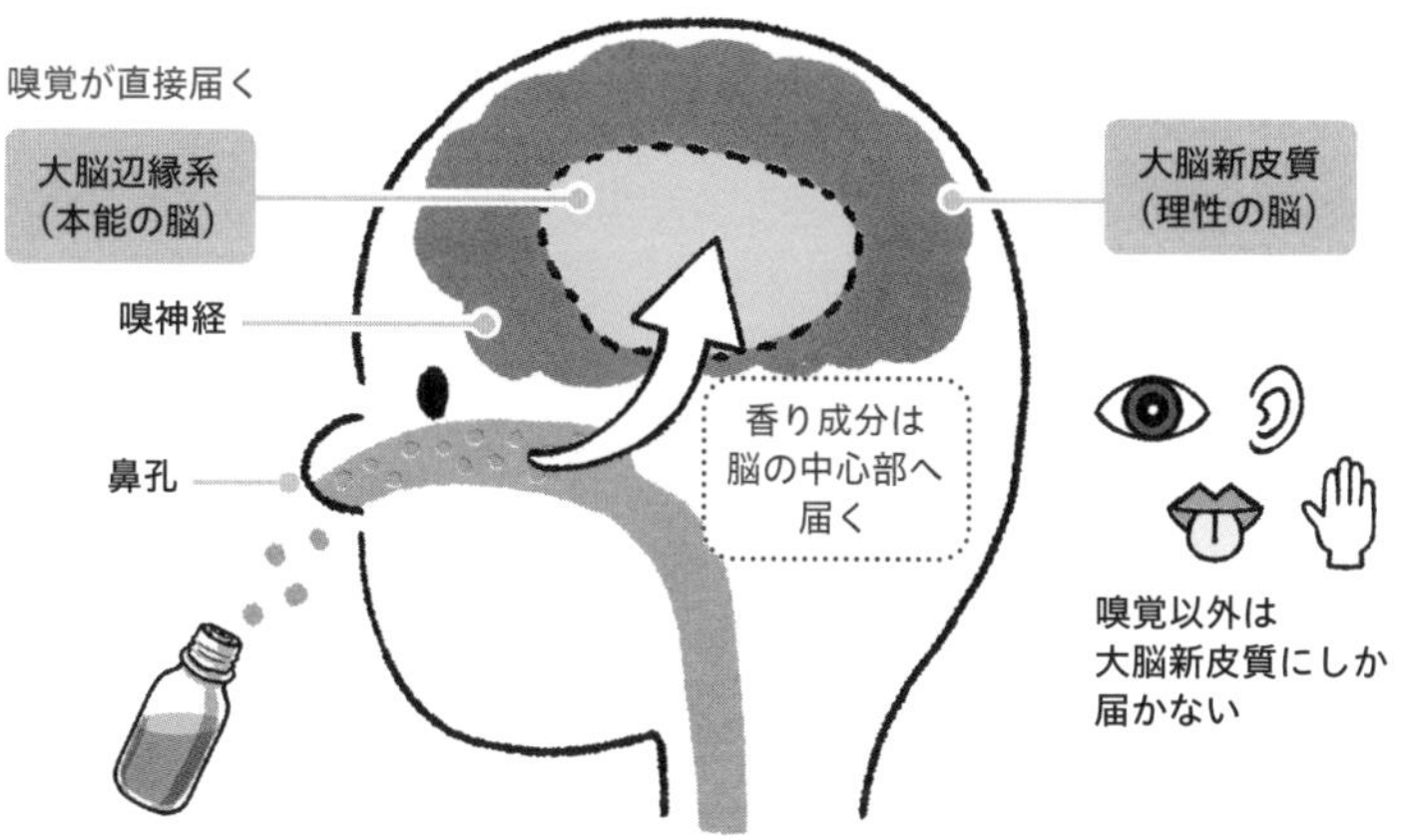

＊出典：嗅覚を刺激して認知症予防！「においと認知症」の最新研究成果（2016）認知症ねっと

の並んだ様が壮観です。しかも香りをかぎながら買い物を楽しむことは、選ぶ楽しさにもつながります。

スーパーに並ぶ食材はラップされていたり、パックに入っていたりとなかなか香りまで味わえませんが、日本でも今は朝市やマルシェがはやっています。ときには少し足を延ばして、マルシェまで素材を吟味しに行くのはいかがでしょう。

また、**「いい香り」は好みだけでなく、その日の体調によっても変化します**。買い物をするときや調理する前に素材の匂いをかいで「いい香りだなぁ」と感じたら、その日の体がそれを欲していると思っていいでしょう。逆に、食欲のないときや体調がモヤモヤするときは、香りをかぐとスッキリする、リラックスできると感じた和洋のハーブを料理に添えると元気になるでしょう。

「ご飯を作るのはかったるい」などと言わず、作るときに素材の香りを、食べるときに料理の匂いを味わってみる。

そんな心の余裕をもつと、いつものおうちご飯もおいしさがアップします。

おいしさにつながるさまざまな要因

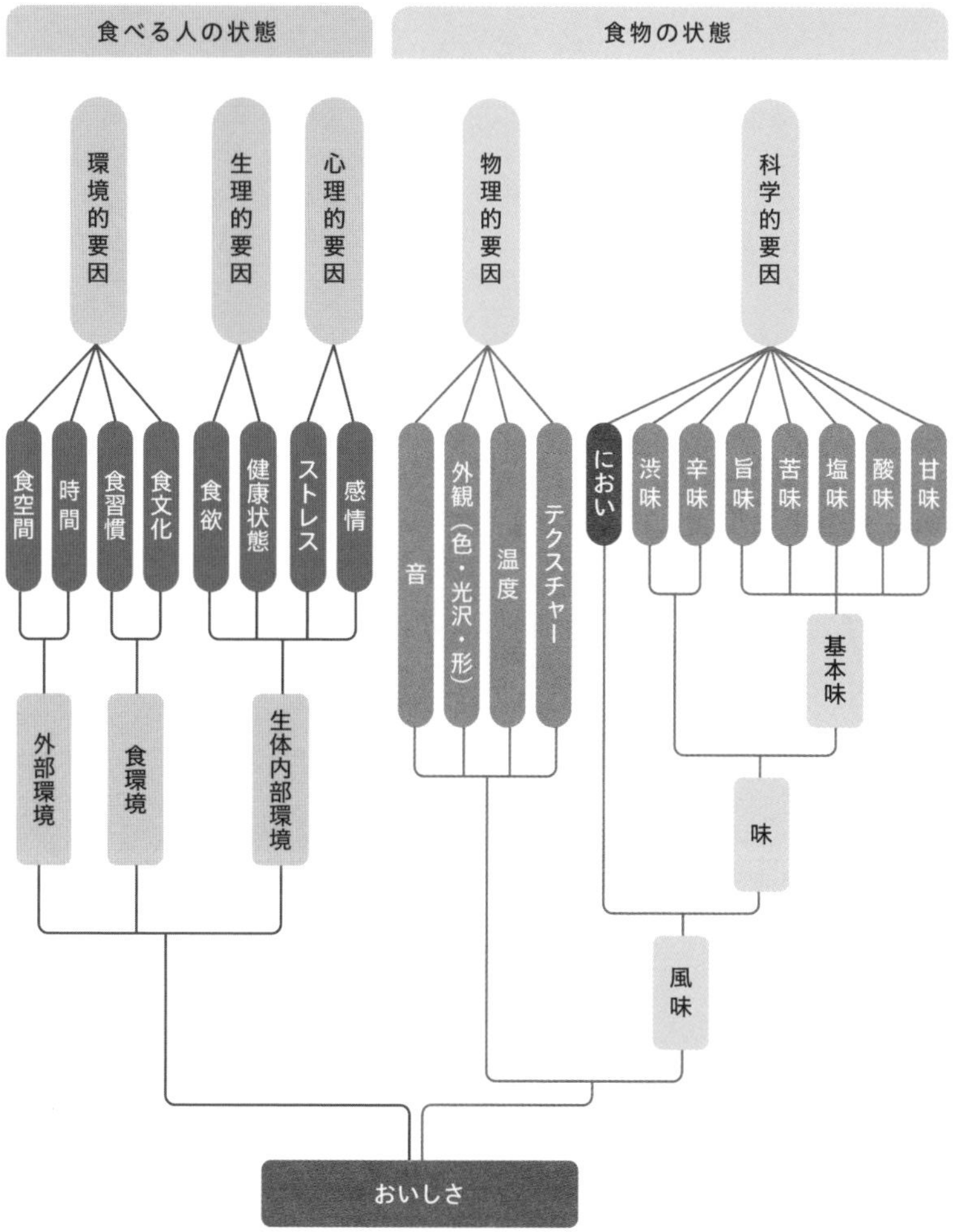

＊出典：食品の香りが脳機能に与える効果（2017）小長井ちづる，におい・かおり環境学会誌，48(5), 364～372.

15

カラフルなものを食べよう

色は食欲にも影響する

色彩は人間の心に大きな影響を与えます。それは食品もしかり。これまでも食品の色彩と心理や味覚の関連性については、さまざまな研究がされてきました。まず、私たちは見た目の色から味をイメージします。

「旨味」をイメージさせるのはオレンジ色や茶色。茶色はおそらく、かつおぶしや出汁の色をイメージさせるでしょう。

「酸味」は黄色。これはレモンやみかんなど、柑橘《かんきつ》系の色からくるイメージでしょう※。

また、**色は食欲の増進・減退に影響することも研究で示されています**。青や白、グレーといった色は、とくに女性の食欲を減退させるようです※。実際、ダイエット食品として青いご飯が発売されたこともありました。

逆に**食欲が進むのは、赤やオレンジ色といった明るい色**。明るい色には「やる

※ 食品の色彩と味覚の関係〜日本の 20 歳代の場合（2002）奥田弘枝他，日本調理科学会誌，35(1), 2 〜 9.

気が出る」「楽しくなる」といった元気を与える力があります。よって、明るい色の野菜やくだものを目にして食事をすると、モリモリ食べたくなるうえ、気分も良くなるのです。

お母さんが子どもにお弁当を作るとき、最後にプチトマトを入れたくなるのには、明るさを出したい、おいしく見せたいという心理があります。プチトマトが入っているだけで、お弁当箱を開けた瞬間、「ワーッ！　早く食べたい」とワクワクした気持ちになるのです。

実際にプチトマトが入ったところで栄養的には少量のプラスにしかなりませ

旨味をイメージする色

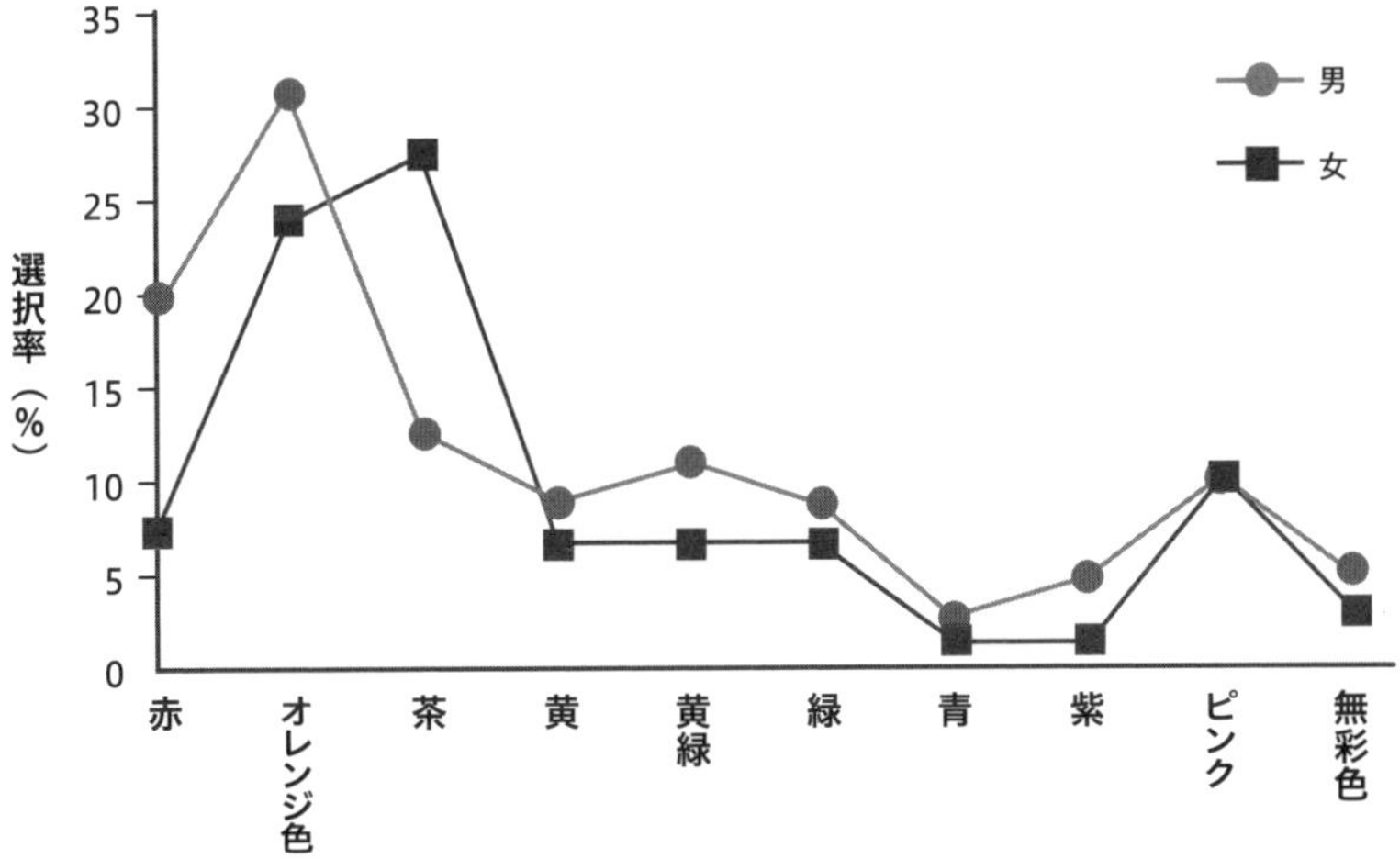

＊出典：食品の色彩と味覚の関係～日本の20歳代の場合（2002）奥田弘枝他，日本調理科学会誌，35(1), 2～9.

ん。しかし、食べる人にとって心の大きな栄養になりますし、ワクワクした気持ちが生まれれば、結果的に食欲増進につながっていきます。

そういえば焼きそばも、紅しょうがを少し加えるだけで、見た目は味気ない料理からおいしそうな見た目に変わりますよね。

●色鮮やかな食材をポイントで加えてみよう

和食中心の食生活になると、どうしても茶色っぽい食卓になりがちです。「最近、食が細くなったなぁ」と感じている方はぜひ、**明るい色の食材を料理にトッピングする、あるいは明るい色のおかずを一品だけでも作ってみましょう。**

例えば赤いトマトや、赤・黄・オレンジ色のパプリカなんかを加えると、食卓は一気に鮮やかになります。サラダにみかんやグレープフルーツといった柑橘系のくだものを散らすのもいいでしょう。

そんなふうに色のバランスを少し変えるだけでも食事は楽しくなるのです。

プラスしたいカラフルな食材例

グリーンサラダ　トマト、コーン　カラフルサラダ

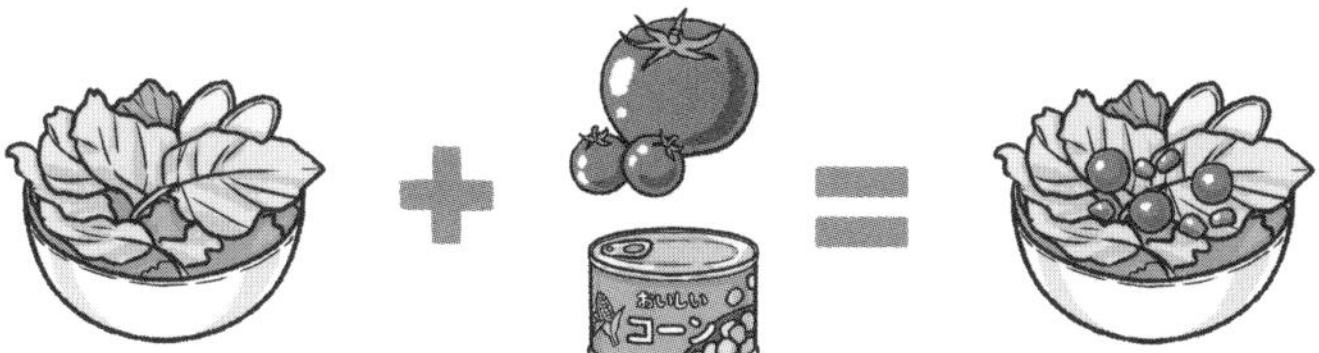

和定食　にんじんシリシリ　カラフルな和定食

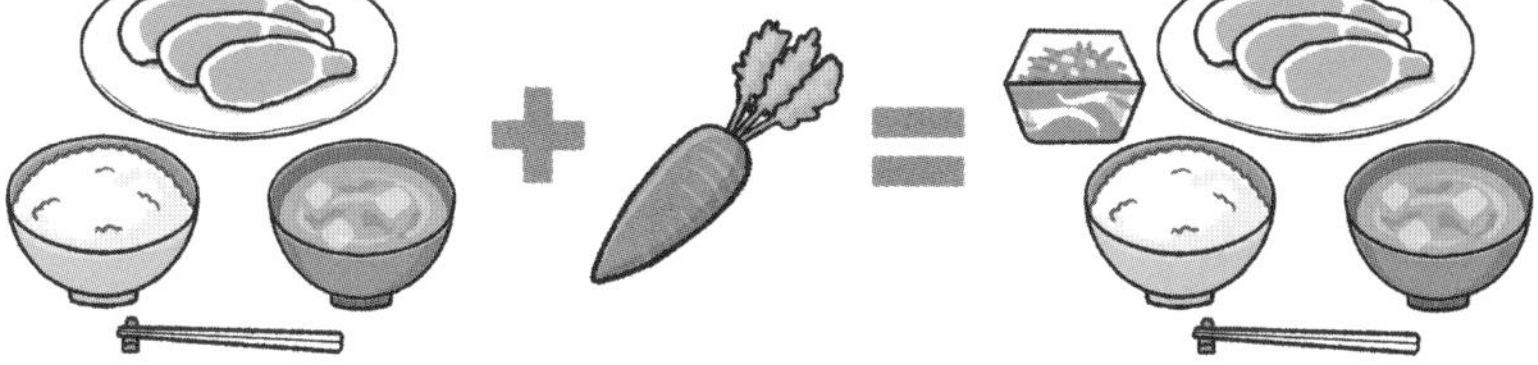

カレー　ピーマン、ズッキーニ、なす　野菜ゴロゴロカレー

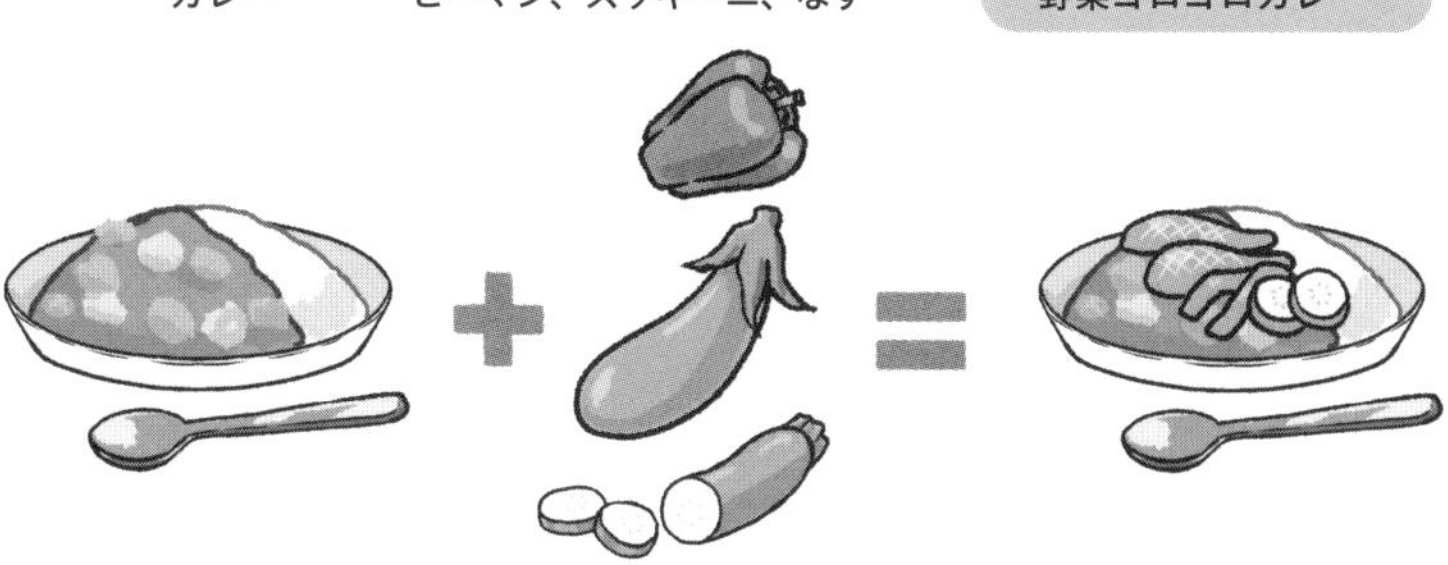

16

冷凍野菜もおいしいし栄養がある

●収穫して即冷凍、だからおいしいし栄養価も高い

冷凍食品には「質が落ちる」「体に悪そう」など、ネガティブなイメージが根強くあります。でも、今はそんなことはありません。

とくにおすすめしたいのが、野菜や魚介類といった食材の冷凍品。これらは長期保存が可能なうえ栄養価も高い、優秀な食品です。

例えば、みなさんは余ったブロッコリーを冷凍したけれど、解凍したらシンナリしてしまった……という経験、ありませんか？

野菜が完全に凍るのはマイナス18℃ですが、家庭用の冷凍庫ではその温度に達するまで約10時間かかります。水分は氷になると体積が増えるため、凍らせている間に野菜のなかの水分がじわじわと膨らみ、細胞を破壊。細胞内の旨味や水分がどんどん野菜の外に漏れていきます。

冷凍した肉を解凍すると出てしまう、「ドリップ」と呼ばれるアレです。だか

ら自宅で野菜を冷凍・解凍するとシンナリしてしまう、というわけです。

一方、**市販されている冷凍食品は特殊な冷凍庫で一気に凍結するため、水が膨張する前に完全に凍ります。**

食材の細胞のなかに水分もたっぷり含まれたままなので、解凍後も新鮮な野菜のようにフカフカ。もちろん、味も遜色ありません。

しかも、野菜や魚介類は、収穫してすぐに冷凍されます。つまり、新鮮で栄養価も最高の状態です。

また、「体に悪そう」というのは冷凍加工されているから、保存料などの添加

ほうれん草におけるビタミンCの含有量の変化

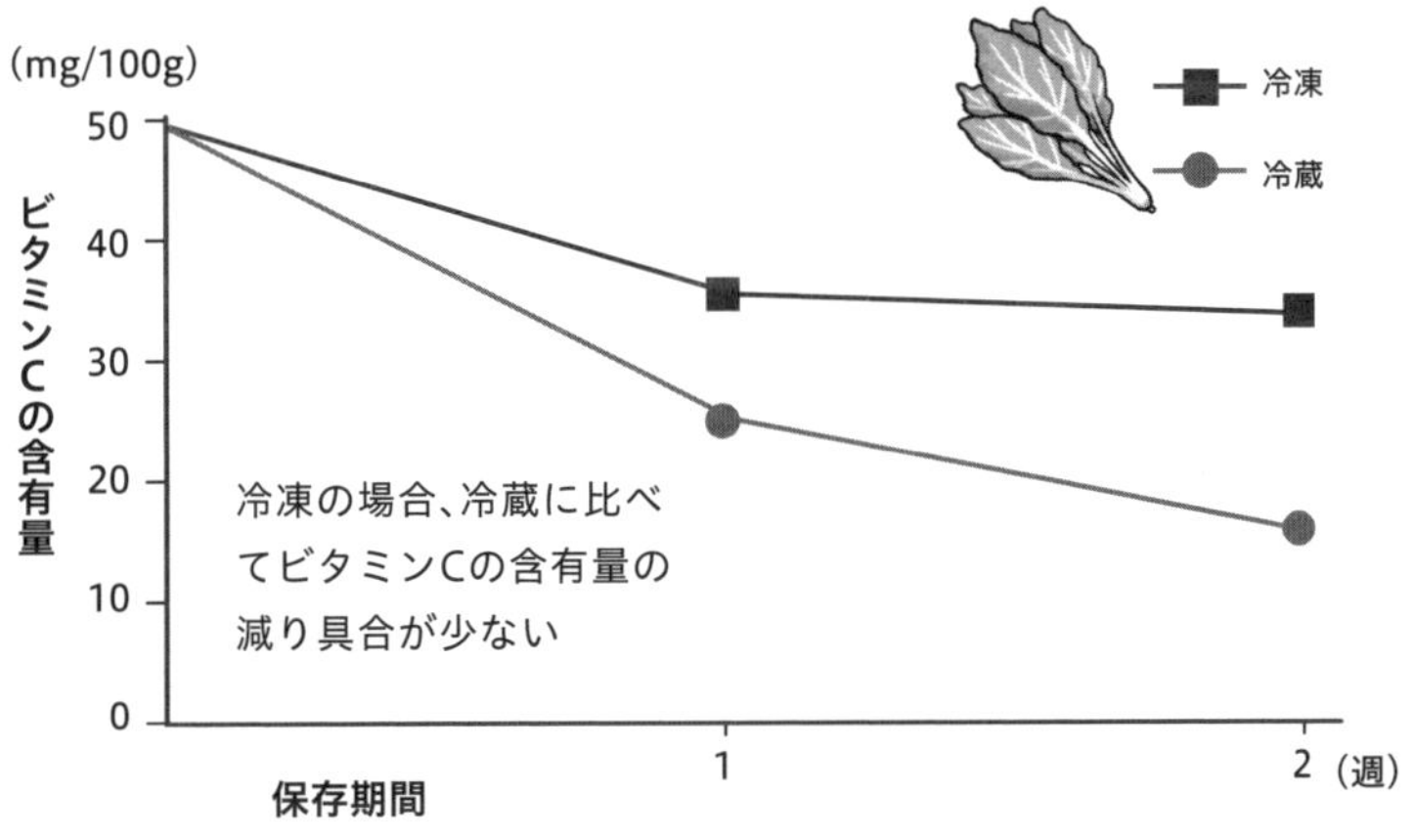

＊出典：家庭における野菜の低温保存に関する研究（1979）渋川祥子，鈴木洋子，横浜国立大学教育紀要，19, 106～119.

物を加えているのでは？　というイメージからきているようです。そもそも、添加物を加えるのは、微生物の繁殖を防ぐことが大きな目的です。食品が凍る環境下では微生物も増えません。

●封を開けたら早めに使いきろう

冷凍食品のデメリットをあげるならば、「腐らないから」と安心して、開封した後もついつい、そのまま冷凍庫に長くおいてしまうことでしょうか。冷凍庫内は非常に乾燥しています。よって、一度、封を開けてしまうと水分はどんどん蒸発し、スポンジのようにスカスカになってしまいます。

さらに色の劣化が進むこともあります。封を開けたら早めに使いきりましょう。

活用しやすい冷凍野菜

- ☑ ブロッコリー
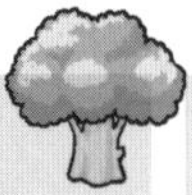
- ☑ かぼちゃ
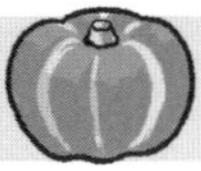
- ☑ さといも
- ☑ さつまいも
- ☑ にんじん

- ☑ たまねぎ
- ☑ かぶ
- ☑ いんげん
- ☑ 枝豆
- ☑ グリーンピース
- ☑ ほうれん草

- ☑ グリーンアスパラ
- ☑ ささがきごぼう
- ☑ オクラ
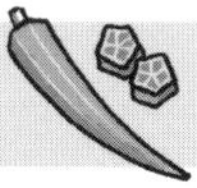
- ☑ ぶなしめじ
- ☑ しいたけ
- ☑ ミックスベジタブル

冷凍用の野菜はカット
されているので、使いたい
ときに使いたい量だけ
取りだせるのもうれしい

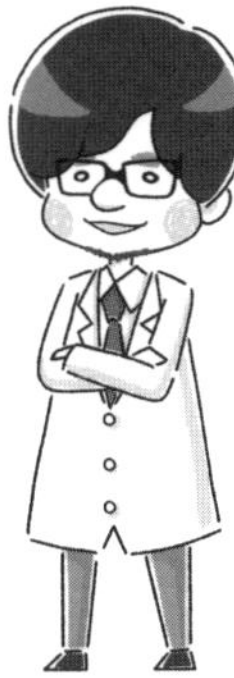

17 野菜を育てる！ハーブを育てる！

自分で育てただけに味わいも倍増！

私の家ではベランダに小さなプランターを置き、バジルを育てています。バジルはすくすく育つし、どんどん増えます。それをちぎって自家製ジェノベーゼソースに使うわけです。オリーブオイル、ニンニク、塩と、松の実を混ぜて作りますが、松の実の代わりにミックスナッツでも大丈夫です。

野菜を育てるのは難しいですが、ハーブ類だったら誰でも簡単に、家庭で育てられます。なかにはバジルのようによく育つものもたくさんあります。

「時間ができたら、近所に畑でも借りて自分たちの食べるぶんだけでも作ろうか」と考えていても、いざそのときを迎えると、手間もかかりそうだし、意外と体力も必要そう……と断念される方もいるでしょう。

ならば、**100円ショップで購入できるぐらいの小さなプランターをベラン**

ダに置き、プチ菜園を作ってみる。そのぐらいだったら、場所もとらないし、手軽にはじめられます。なにより、失敗が少ないのもうれしい。

それも面倒なら、キッチンで再生野菜の水耕栽培をはじめるというのはいかがでしょう? ＳＤＧｓの流れもあり、若い人たちの間でも「再生野菜（リボーンベジタブル）」がはやっているようです。

再生野菜とは、調理時に捨ててしまうヘタや根を水耕栽培し、再生させた野菜のことです。そして、再生した部分を収穫して食べます。豆苗が代表的ですが、ほかにもネギやにんじん、大根、小松菜、キャベツなどがあげられます。

なんでもいいから、自分で野菜を育ててみましょう。日々、愛でて育てた野菜を収穫し、最後は食卓に出して味わう。この楽しさは、どっぷりハマります。例えばふつうに家具を買うよりも、自分で組み立てた家具に特別な愛着がわくという研究結果がありますが、それと同じかもしれません。

今の食卓をワンランクアップするプチ家庭菜園。まさに大人の食育です。

ハーブを育てて大人の食育

❶ 水耕栽培でバジルを育てる

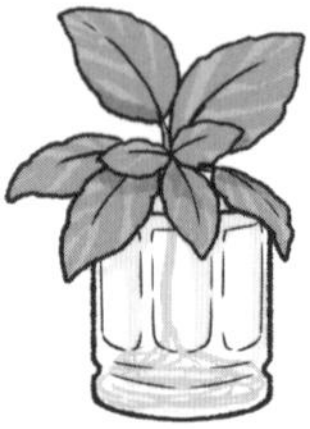

❷ ジェノベーゼソースを作る

細かくちぎったバジルに、ニンニク、塩（少々）、オリーブオイル、松の実（ミックスナッツも可）を加えて、ミキサーで混ぜる

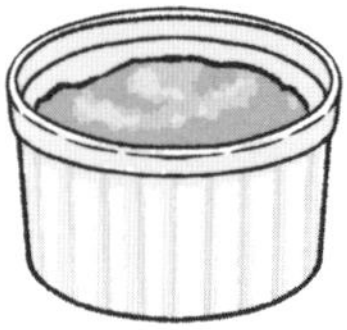

❸ いろいろな料理に入れてみよう

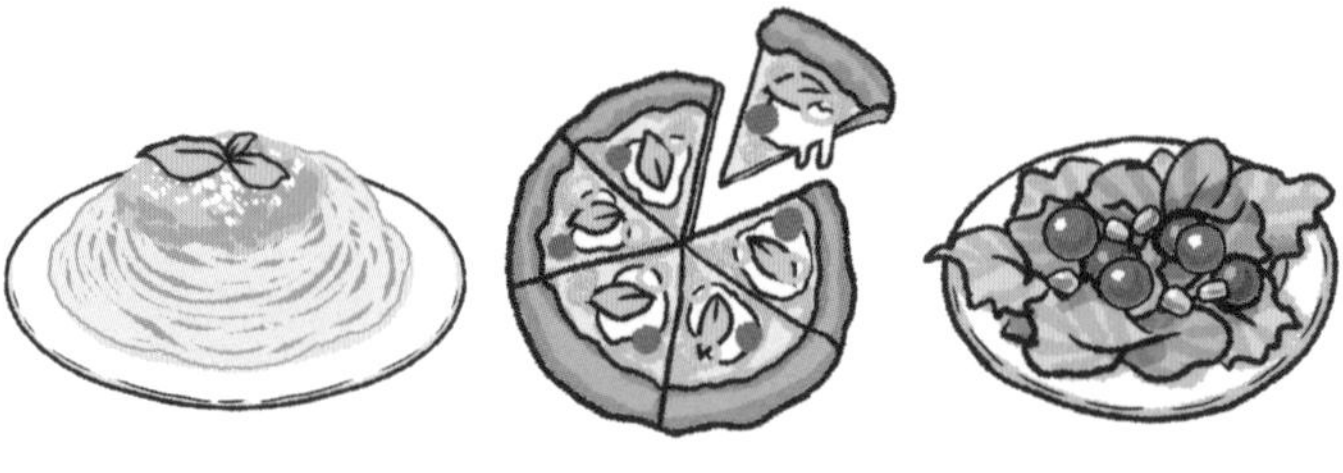

再生野菜のおすすめリスト

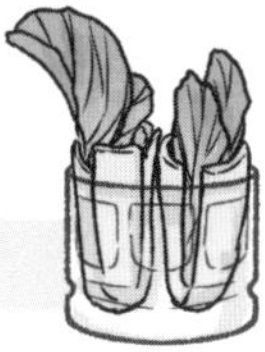

小松菜

根と茎を３～４センチほど残して栽培。茎が伸びるので高めの容器がおすすめ

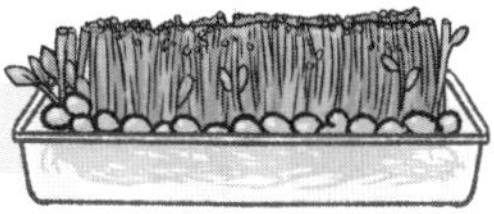

豆苗

脇芽の上でカットして、根が隠れるくらいの水を入れた容器に入れ、ひなたにおく

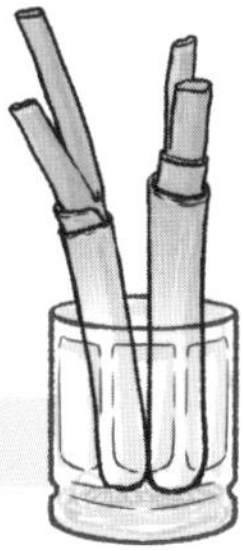

ネギ

高さのある容器に水を入れ、その中に入れておく

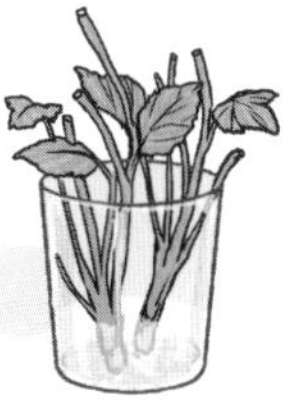

みつば

水を含ませたスポンジにさしておく

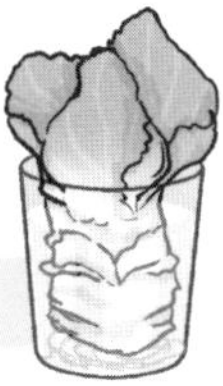

キャベツ

芯の部分の下を水につけておく

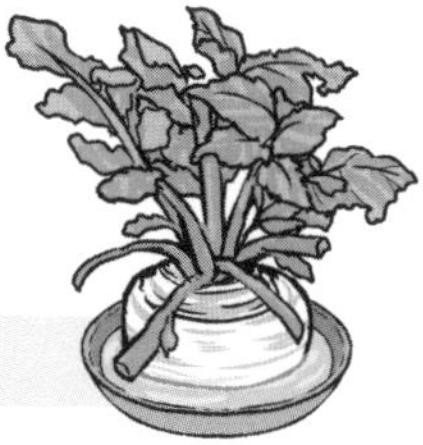

大根

ヘタを残して水につけると葉が伸びる

18

ティータイムをより楽しむ！

3時の間食（補食）を楽しめる心のゆとりを持とう

食事はけっして、栄養補給のためだけではありません。今、そのときを楽しむのも食事が果たす役割の一つ。その代表ともいえるのが午後のティータイム、「3時の間食（補食）」です。

以前、インドネシアの大学で、現地の人たちと会議をしていたときのことです。午後3時になると「ティータイムだね」と会議は中断されます。そして、助手の方々が用意してくれた紅茶を飲みながら、みんなでひと休みしていました。それまで日本で「おやつの時間だ」と会議を中断し、優雅にお茶をたしなむという経験のなかった私には、とても新鮮に映りました。

オランダの植民地時代から残る風習だと思いますが、インドネシアでは大人も午後のティータイムを楽しみます。もしかしたら、イスラム教徒が多く、彼らがお酒を飲まないということにも関係しているのかもしれません。

とにかく、大人たちが紅茶を飲みながら団らんする光景を見て、**大人にも3時のおやつを楽しむ余裕があってもいいのでは、と感じ入ったものです。**

いつもとは違う時間にしてみる

とはいえ、現役の社会人にはさすがに仕事中、そんな優雅な時間を過ごす余裕などありませんし、職場環境からみても実現の難しいところが多いでしょう。

つまり、「3時のおやつ」を優雅に楽しめるのは、時間に余裕のある世代。な

ストレートティの種類

アッサムティ……………しっかりした味でミルクティにもぴったり

ダージリンティ………さわやかで香りも良い

ディンブラティ………まろやかで飲みやすく、アイスティにも

フレーバーティの種類

フルーツティ……………アップル、レモン、ピーチ、ストロベリー

花（ハーブティ）……ミント、ラベンダー、ローズ、ジャスミン

香辛料の紅茶……………シナモン、ジンジャー、カルダモン

らば「午後のティータイム」という贅沢な時間を楽しみ、心弾むときに変えていきましょう。

お茶には、食後に飲むいつもの緑茶ではなく、少し上等な紅茶や中国茶、玉露などを用意するといいでしょう。ハーブティもいいですね。それを、沸かしたてのお湯でいれてみます。

ときにはリフレッシュのため、お菓子（おやつ）だっていいのです。お茶に合うものをあえて用意してみましょう。例えば飲みものが紅茶なら、イギリス風にスコーンとジャム、クロテッドクリームといったところです。これだけで非日常を楽しめますし、「どんなお菓子が合うかな」と考えるだけでもワクワクしてきます。身近にあるコンビニエンスストアなどを活用し、飲み慣れたコーヒーではなく、フラッペにしてみるなどもおすすめです。

わざわざ自分のために丁寧に紅茶をいれたり、それに合うおやつを探したりするのを面倒ととらえず、いつまでも若いころのように、めずらしい味を楽しんでいたいものです。

紅茶と合わせたいお菓子

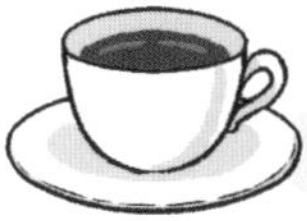

ストレートティ

ビスケット、クッキー、スコーン、ショートケーキ、チョコレート、和菓子などなんでも良い

フレーバーティ

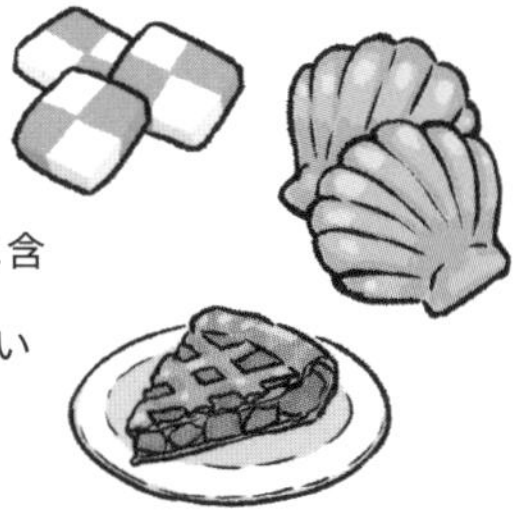

クッキー、マドレーヌなどの焼き菓子。お菓子に含まれるフルーツと同じ紅茶をセレクトするのも良い
例）アップルパイとアップルティ

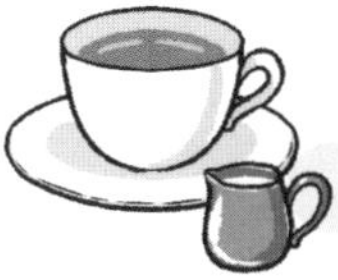

ミルクティ

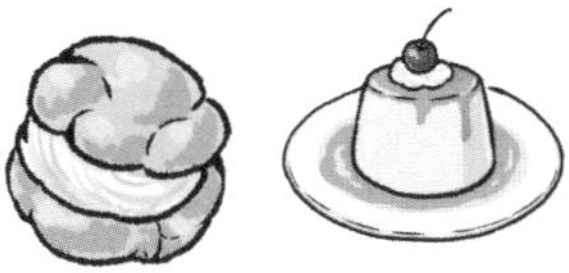

プリンやシュークリームなどの濃厚で甘いお菓子が良い。
クッキーなども良い

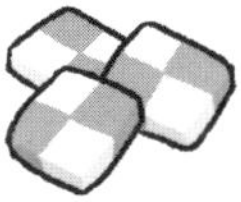

19

晩ご飯後のデザートをやめる

●食事で血糖値はしっかり上がっている

外食時にコース料理を頼むと、締めとして食後に甘いデザートが出てきます。これは、血糖値を上げることで満足度を高める役割を担っているのです。

同様に、家で晩ご飯を食べた後に、くだものやアイスクリームを食べる方も多いと思います。しかし、ご飯でも麺類でも、**主食をしっかり食べていれば、あえて食後にデザートをとる必要はありません**。なぜなら、血糖値はしっかり上がり、満足感も充分得られているはずだからです。

もしあなたが、食後に甘いものを欲するならば、この機会にふだんの食生活を振り返り、そもそも食事量が足りていないのではないか？　なんとなく物足りなさを感じているだけでは？　と疑ってみてください。

とくに、いつも何かしら食べてしまいがちな人は要注意です。ご飯はあまり食べない代わりに砂糖たっぷりのお菓子をとりすぎてしまうので、「あまり食べていないのに太る、血糖値が高い」という状態になってしまいます。

3時の間食（補食）を活用しよう

前項でティータイムをおすすめしましたが、くだもののような甘いものを食べるなら、晩ご飯の後よりも「3時の間食（補食）」をおすすめします。じつは午後3時に何かを食べるということは、生活サイクルを整えるうえでは理にかなっているのです。

まず「3時に間食（補食）を食べる」

お菓子のエネルギー量（100g当たり）

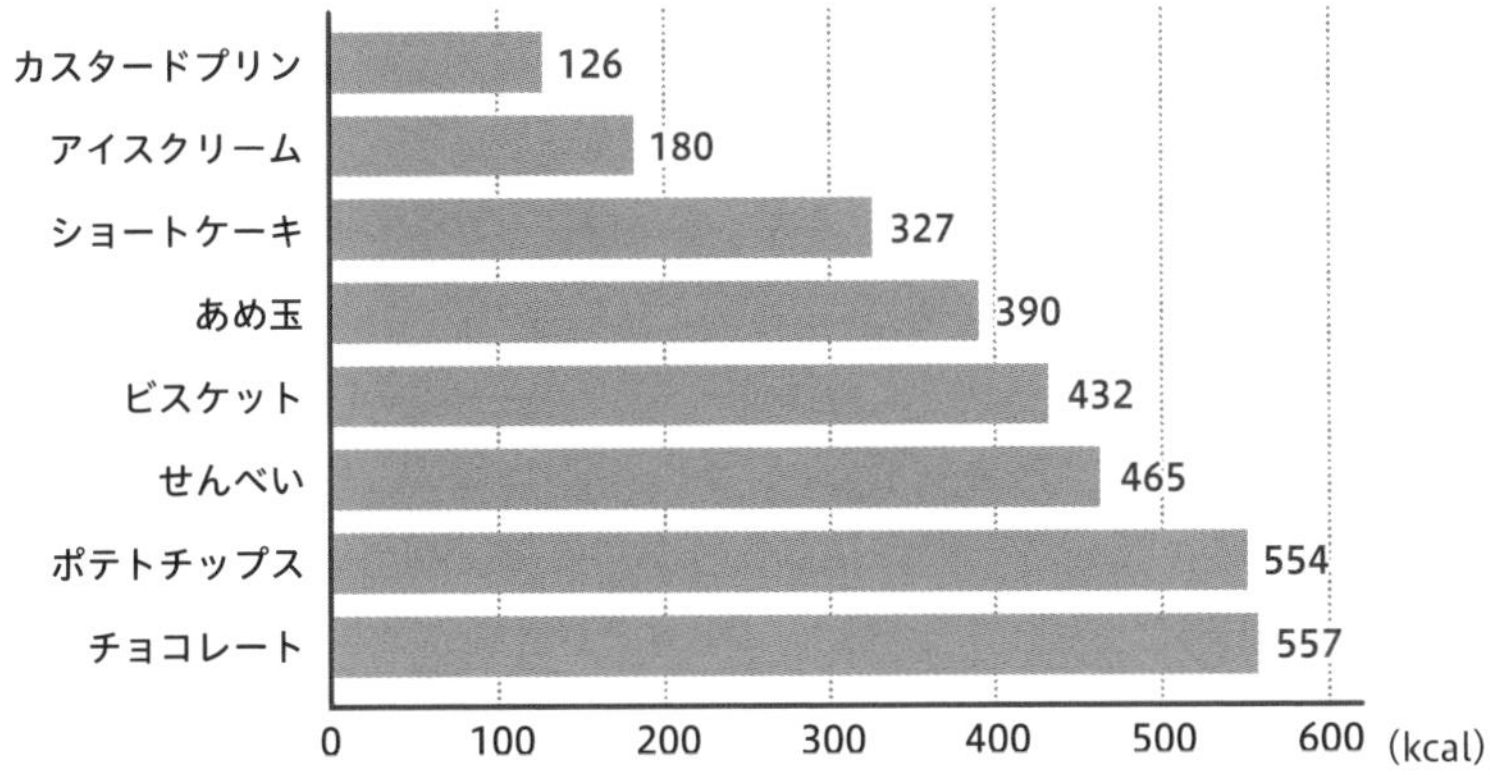

＊出典：果物と健康，第6版（2018）毎日くだもの200グラム推進全国協議会，農林水産省「国産果実競争力強化事業」

と決めることで、**1日の食事の規則性を保てるようになり、ダラダラ食いの抑制になります**。とくに、ひとり暮らしなどで食事の時間が自由にとれる方には効果的です。

また、栄養学的観点から見ても、午後3時は間食（補食）をとるグッドタイミングなのです。食べたものが胃に留まるのは3～6時間くらいです。つまり、だいたい5時間の間隔で食事をとると、前に食べたものがきちんと消化されてから次を食べるようになるので、体に負担がかかりません。

1日3食を想定すると、午前7時が朝食なら正午に昼食、午後5時に夕食となりますが、就寝時間から逆算すると、夕食を食べるには少し早い。そこで、午後3時ごろに間食（補食）で栄養を補い、夕食を少し後ろにずらすのです。

くだものはエネルギーのほか、さまざまなビタミンやミネラル、ポリフェノールを補うのに最適です。また、心の栄養となる甘いものもけっして「食べてはいけないもの」ではありません。大事なのは食べるタイミング。時間を自由に使えるからこそ、できるのです。

間食(補食)におすすめのくだもの

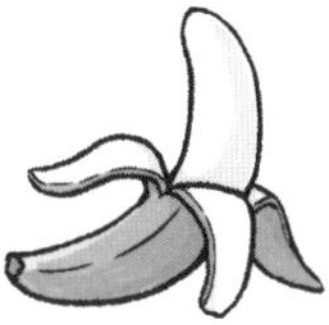

バナナ…1本

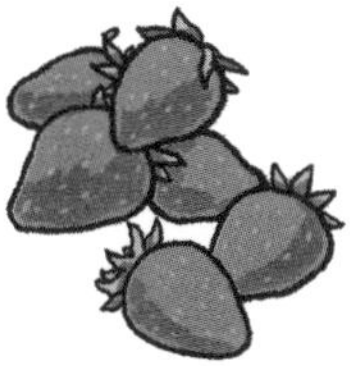

いちご…6粒

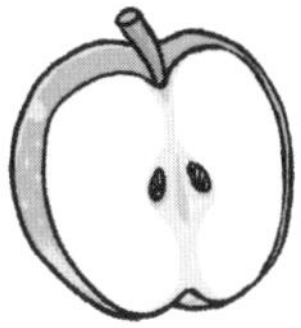

なし… 1/2個

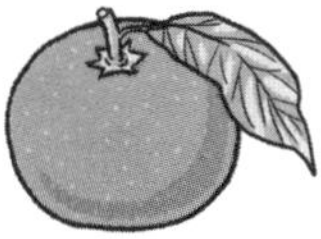

みかん…1個

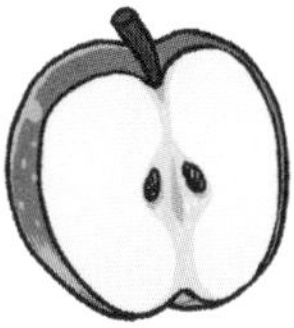

リンゴ…1/2個

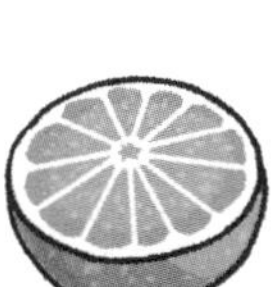

グレープフルーツ
…1/2個

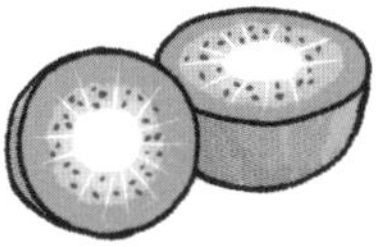

キウイフルーツ
…1個

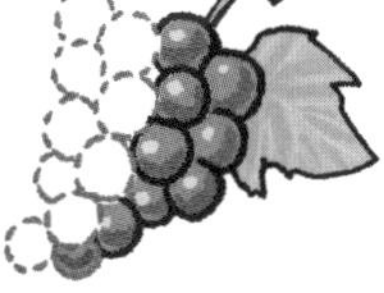

ぶどう…1/2房

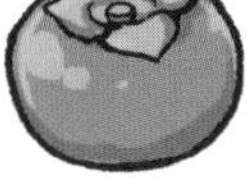

柿…1個

Q. 骨を丈夫にするには牛乳を飲むべきですか。

A. カルシウムは必要ですが、ヨーグルトや小魚でもとれます。

他の細胞と同様、骨も新陳代謝を繰り返します。そして、新しい骨が作られる際、必要な成分が「カルシウム」。よって、カルシウムの摂取はとても大切です。ただし、**カルシウムをとる手段として、牛乳に固執することはありません**。

日本には、体内で牛乳を適切に消化できない「乳糖不耐症」の人が比較的多いことがわかっています。乳糖不耐症の人は牛乳を飲むと、お腹を壊したり、ガスが溜まりやすくなったりします。その場合、あらかじめ「乳糖を分解している牛乳」に替えるのも一つの手です。

また、**チーズやヨーグルトといった乳製品もおすすめです**。牛乳よりも水分が少ないぶん、カルシウムがギュッと凝縮されているので、少量で効率よくとることができます。ほかにも、骨まで食べられる小魚もカルシウムが豊富な食品の代表格。煮干しやみりん干しのおつまみ系小魚を、補食に食べてもいいでしょう。

Q. 菓子パン、惣菜パンは体に悪いですか。

A. 菓子パンはおすすめできません。惣菜パンはものによります。

本書では主食・主菜・副菜を整える重要性についてお話ししていますが、「体に良い・悪い」を「栄養バランスが整っているか・いないか」で考えると、菓子パンは「悪い」、惣菜パンは「ものによる」が答えです。

菓子パンに含まれる栄養素は、ほぼ炭水化物。つまり、**「主食」にはなるけれど、主菜（たんぱく質）と副菜（ビタミン・ミネラル・食物繊維）が欠けています。惣菜パンは、肉や魚、卵など、たんぱく質が具材であれば主菜もそろいます。**

一方で、焼きそばパンのような、炭水化物をはさんだものはおすすめできません。そもそも、同じ「主食」の米とは違って、パンには「砂糖」「塩」が加えられています。また、メロンパン（クッキー生地）やカレーパン（揚げている）などはかなりの高カロリーです。よって、菓子パンは食事ではなく、エネルギー補給のための間食（補食）として食べるといいでしょう。カロリーを抑えるならばデニッシュ系の生地を避けて、具材も脂質の少ないあんぱんがおすすめです。

COLUMN 2

特保・機能性表示食品は万人に効くわけじゃない

病気を治すのは薬です。病気を予防したり健康を維持・増進したりするのが食です。そのうち、特定の効果が期待できるのが「特定保健用食品（トクホ）」、「機能性表示食品」です。

これらを消費者庁に認めてもらうには研究論文が必要です。例えば「8週間食べ続け、内臓脂肪が10％減少した」と証明するなどです。ただし、その研究は「肥満気味の50代男性」だけを対象としているかもしれず、誰にでも効くとは限りません。

したがって、試す前に研究の条件を販売会社のホームページなどで把握することをおすすめします。

保健機能食品

栄養機能食品
- 国が定める定型文で栄養成分の機能が表示されています。

特定保健用食品（トクホ）
- 国による個別許可
- 健康の維持・増進に役立つ、または適する旨が表示されています。

トクホにはマークがあります。

機能性表示食品
- 事業者責任で表示（国への届出制）
- 健康の維持・増進に役立つ、または適する旨が表示されています。

一般食品

栄養補助食品、健康補助食品、栄養調整食品など

健康維持・増進に関する機能をパッケージに表示することはできません。

第３章

脳と体が若返る食習慣

買ってきたものを使う

20

食べたことのない料理に挑戦

ご飯に合いそうだなという視点で選ぼう

最近では小学校の給食に「世界の料理」という日を月に1回ていど設け、ふだん、なかなか食べる機会のない他国の料理を提供しています。これは料理を通して世界の食文化を学び、理解を深めることを目的に実施されています。

食べたことのない料理を食べることは、新たな学びのチャンスです。みなさんも小学生にならって他国の料理に挑戦してみてはいかがでしょう?

とはいえ、口に合うかどうかもわからないのに、いきなりレストランに行くのはハードルが高い、という気持ちもわかります。そこで、**まずはデパートやスーパーで売っているもので試してみましょう。**

大きなスーパーに行けば、おなじみのイタリアンや中華料理に限らず、韓国やタイ、インドなどなど、さまざまな国の料理を購入できます。さらにデパ地下まで足を延ばせば、それこそ有名店がテイクアウト用の店舗を出しています。

そこで何を買うか？　ですが、もちろん、興味ある国の料理から、食べたいものを選んで買えばＯＫ。それでも「何を買えばいいのかわからない」と悩んでしまったら、**「ご飯にも合いそうだな」という視点で、主菜となるおかずを探してみるといいでしょう。**

例えば韓国料理の〝ヤンニョムチキン〟。甘辛いソースが特徴の韓国風フライドチキンですが、こちらは白いご飯によく合います。お酒の好きな方ならおつまみにするような感覚で選んでもいいですね。

こんなにヘルシー！　ベトナムの生春巻き

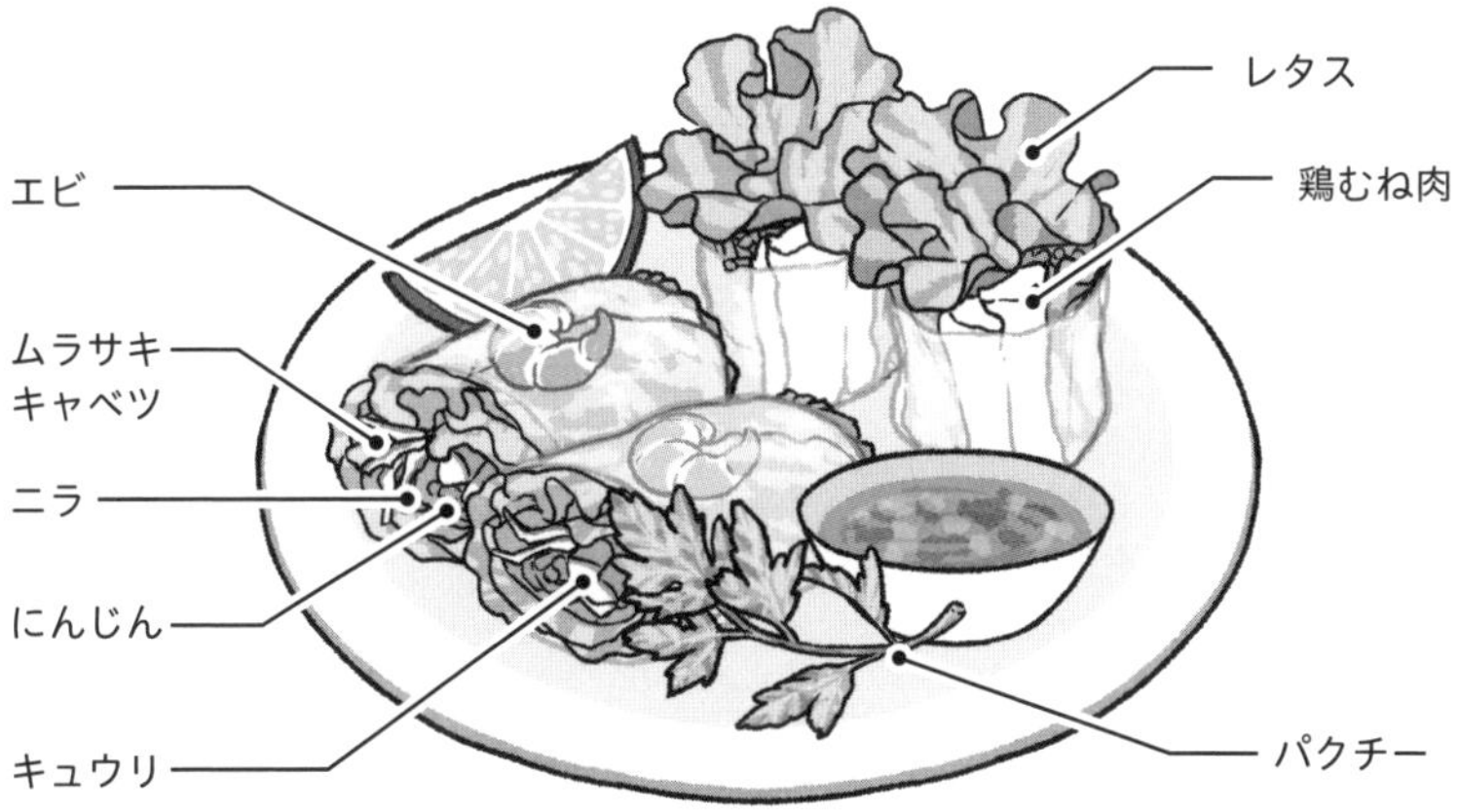
レタス
鶏むね肉
エビ
ムラサキキャベツ
ニラ
にんじん
キュウリ
パクチー

●料理をきっかけに楽しみを広げていこう

今では輸入食品を扱う店も増えました。テイクアウトを試しておいしかったら、今度は輸入食品の店でその材料を手に入れて自分で作ってみたり、いよいよレストランに行ってプロの作る本場の味を楽しんでみたりするのもヨシ。

料理から国に興味が広がると「この国のことをもっと知りたい、行ってみたい」という新たな目標にもつながります。私もベトナム料理である〝生春巻き〟を初めて食べたときは、「こんな春巻きがあるのか」と衝撃を受けましたし、ベトナム料理はもとより、ベトナムという国自体への興味がグンと湧きました。ふだん食べている野菜もライスペーパーに巻いて食べれば立派なエスニック料理です。

今や、デパートやスーパーに行けば、世界の料理が買えます。「今日はどの国の料理を試してみようかな」と考えるだけでも、いつもの買い物が、ちょっとした楽しみへと変わります。

スーパーで買える主な海外の料理

韓国

ヤンニョムチキン、コムタン、カルビクッパ、
スンドゥブ、サムゲタン、プルコギ、
チャプチェ、タッカルビ、クッパ、トッポギ

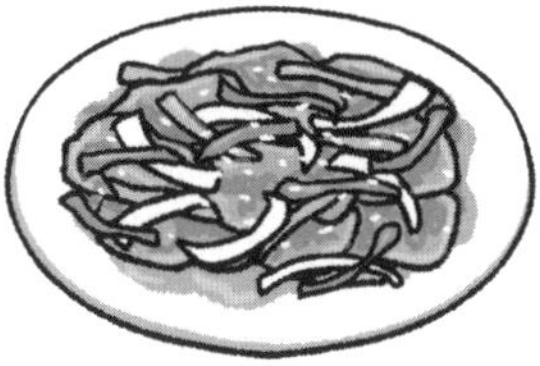

ベトナム

生春巻き、フォー

台湾

ルーローハン

インド

キーマカレー、ナン

アメリカ

クラムチャウダー、チリコンカン、
ハンバーガー、フライドポテト

タイ

グリーンカレー、レッドカレー、
トムヤムクン、トムカーガイ、
ガパオライス

スペイン

パエリア、アヒージョ

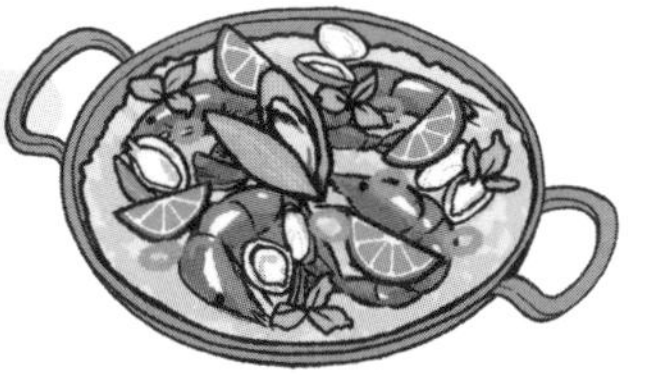

メキシコ

タコス、サルサ、
トルティーヤ

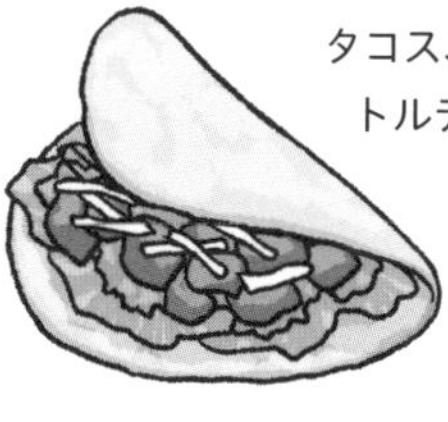

イタリア

ラザニア、ミネストローネ、
アクアパッツア

※スープの素なども含みます　※発祥国には諸説あります

21

コンビニ食は悪じゃない！

●健康に良いコンビニ食品もたくさんある

外食でも惣菜でも、「作り手の顔が見える手作りがいちばんいい」と思っている方は多いでしょう。たしかに手作りには手作りのよさがあります。とはいえ、出来合いのものが「体に悪い」とは一概に言えません。

とくに「コンビニエンスストア（コンビニ）で売っているもの」＝「体に良くないもの」とレッテルを貼っている方もときどき見受けられます。しかし、今やコンビニは店舗数も非常に多く、各社競い合いながら、商品ラインナップからサービス内容にいたるまで、それぞれの特徴を磨いています。ゆえに、商品のクオリティも非常に高いのです。

また、コンビニには単身者やビジネスパーソンといった利用者も多いため、**じつは健康的な食品もバラエティに富んでいます。**

栄養価や栄養バランスに配慮した惣菜やお弁当、サラダチキンやとうふバーといった高たんぱくの食品、糖質オフのお弁当やパンなど、コンビニからヒットした健康食品も多数あります。

例えば、セブン‐イレブンの〝スムージー〟も話題になった商品の一つ。これは、野菜やくだものをミキサーにかけて作るドリンクのこと。セブン‐イレブンでは、急速凍結した野菜やくだものに野菜ピューレや果汁を凍らせたアイスキューブなどを組み合わせ、専用カップにセットします。これを店内のマシンでスムージーにします。ここでは規格外となり廃棄されてしまう野菜も使用。つまり、購入することでフードロスの軽減にも貢献できるのです。

コンビニエンスストアの商品分類別売上

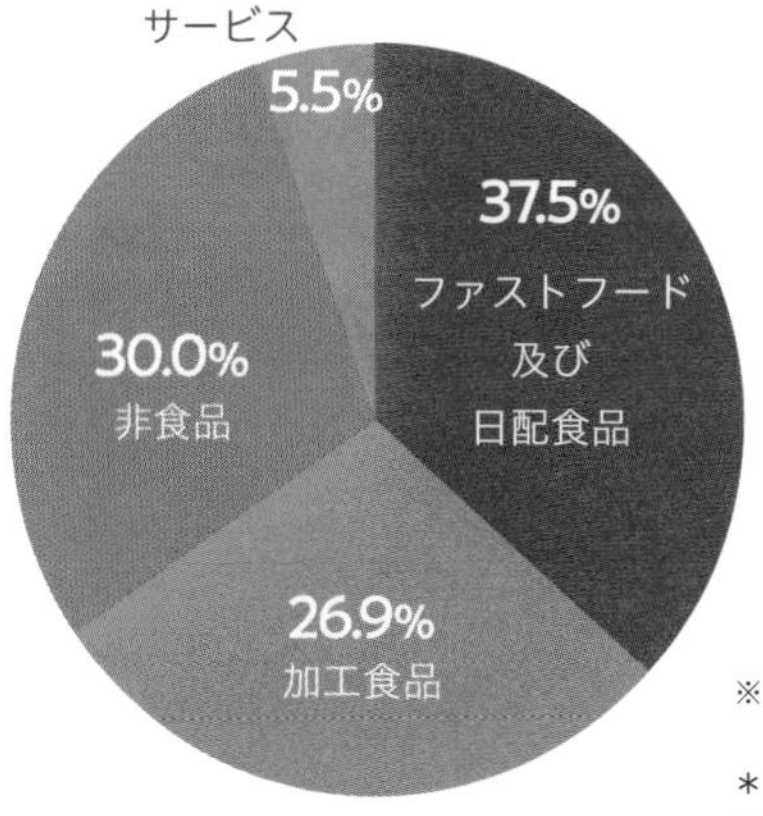

※「ファストフード及び日配食品」とは、日持ちしない食品こと
＊出典：経済産業省「商業動態統計」より作成。2017年上期

それらコンビニ食品を主食か主菜か副菜かで判断し、組み合わせれば健康的な定食ができあがります。

身近に世の中がわかるのもコンビニの特徴

今やコンビニは、情報発信基地でもあります。食品会社もコンビニで新商品のマーケティングを行うほどです。よって、**商品もどんどん入れ替わり、そのときどきの品ぞろえを見れば、世の中の動きも自然に見えてきます。**

食のトレンドも知れますし、人気アニメとのコラボレーション商品も充実しているので、それらをチェックすると、お孫さんとの会話のきっかけにも。

食べる楽しみに加えて社会を知るきっかけにもなるコンビニエンスストア。ぜひ、時間のあるときに、いろいろなコンビニを巡ってみてください。チェーンによる違いを楽しんだり、はやりの素材や栄養素を配合したスイーツなどを買ってみたりするとおもしろいですよ。

コンビニご飯の組み合わせ

「コンビニのお弁当の量が多いなあ」と悩むときは、主食・主菜・副菜を別々の商品で組み合わせてみましょう。食べたいものに、足りないものを追加していくイメージで選びましょう。

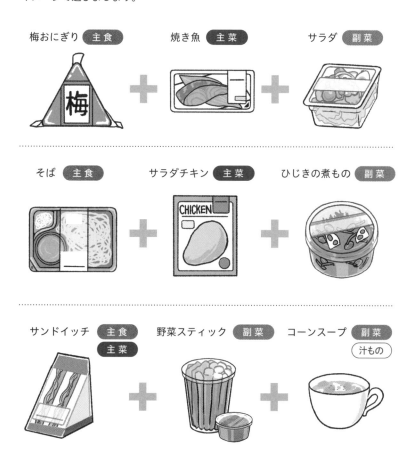

梅おにぎり 主食

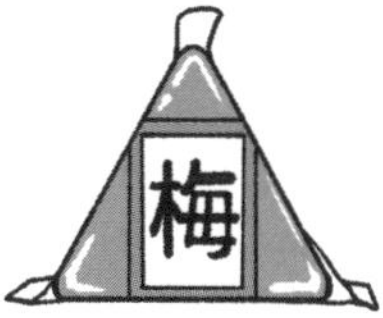

＋ 焼き魚 主菜

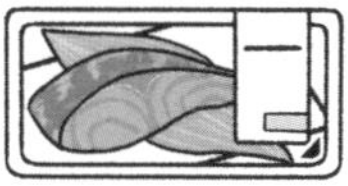

＋ サラダ 副菜

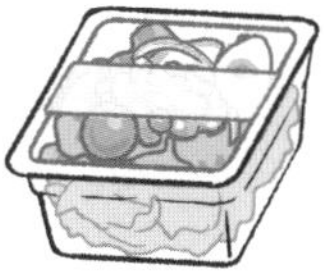

そば 主食

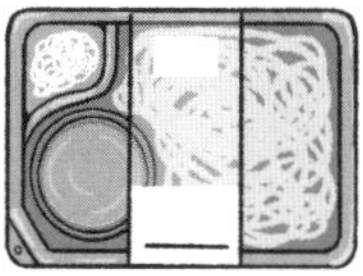

＋ サラダチキン 主菜

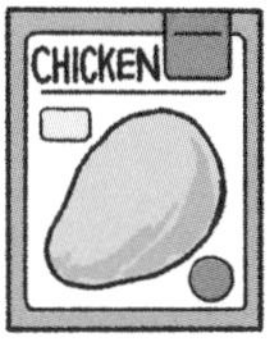

＋ ひじきの煮もの 副菜

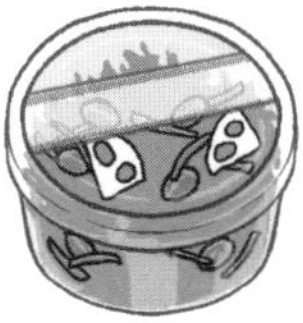

サンドイッチ 主食 主菜

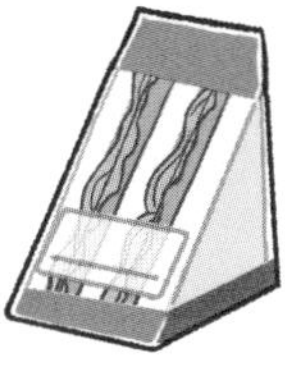

＋ 野菜スティック 副菜

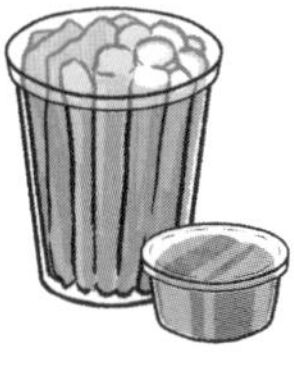

＋ コーンスープ 副菜 汁もの

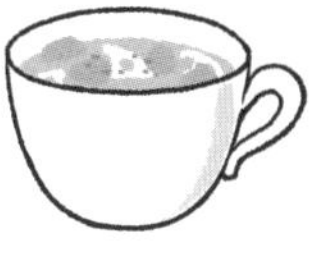

22

年中行事をコンビニで楽しもう

●コンビニは季節を感じさせる意外なスポット

私たちは四季の移り変わりを、気候だけでなく、さまざまな年中行事によっても感じることができます。

とはいえ残念なことに、子どもたちが巣立ったり、忙しかったり、準備が億劫《おっくう》だったりと、年々、行事ごとをやらなくなった家庭は多いと思います。

しかし、**中食産業の発展により、手間ひまかけずとも、行事にちなんだ食事を簡単に取り入れられるようになりました**。その筆頭ともいえるのが、じつはコンビニエンスストア（コンビニ）です。

前項でもお話ししたように、コンビニはつねに時代を先取りし、旬をキャッチした商品を展開しています。

それは季節についても同様。寒くなればおでんや肉まんがレジ横に登場し、大きな行事が近づけばそれにまつわる商品が並び、店内のデコレーションも変わります。

さらに、ハロウィンやクリスマスでは、そのイベントに合わせて店内の飾りつけやスイーツも一新。土用の丑《うし》の日や節分には、うな重や恵方巻が並び、冬にはおせちの予約も受け付けます。まさに、**行事を通じて四季を感じさせるスポットなのです。**

あらためて年中行事を意識してみよう

年を重ね多くを経験したみなさんは、年中行事を若い人に伝えたい、伝承した

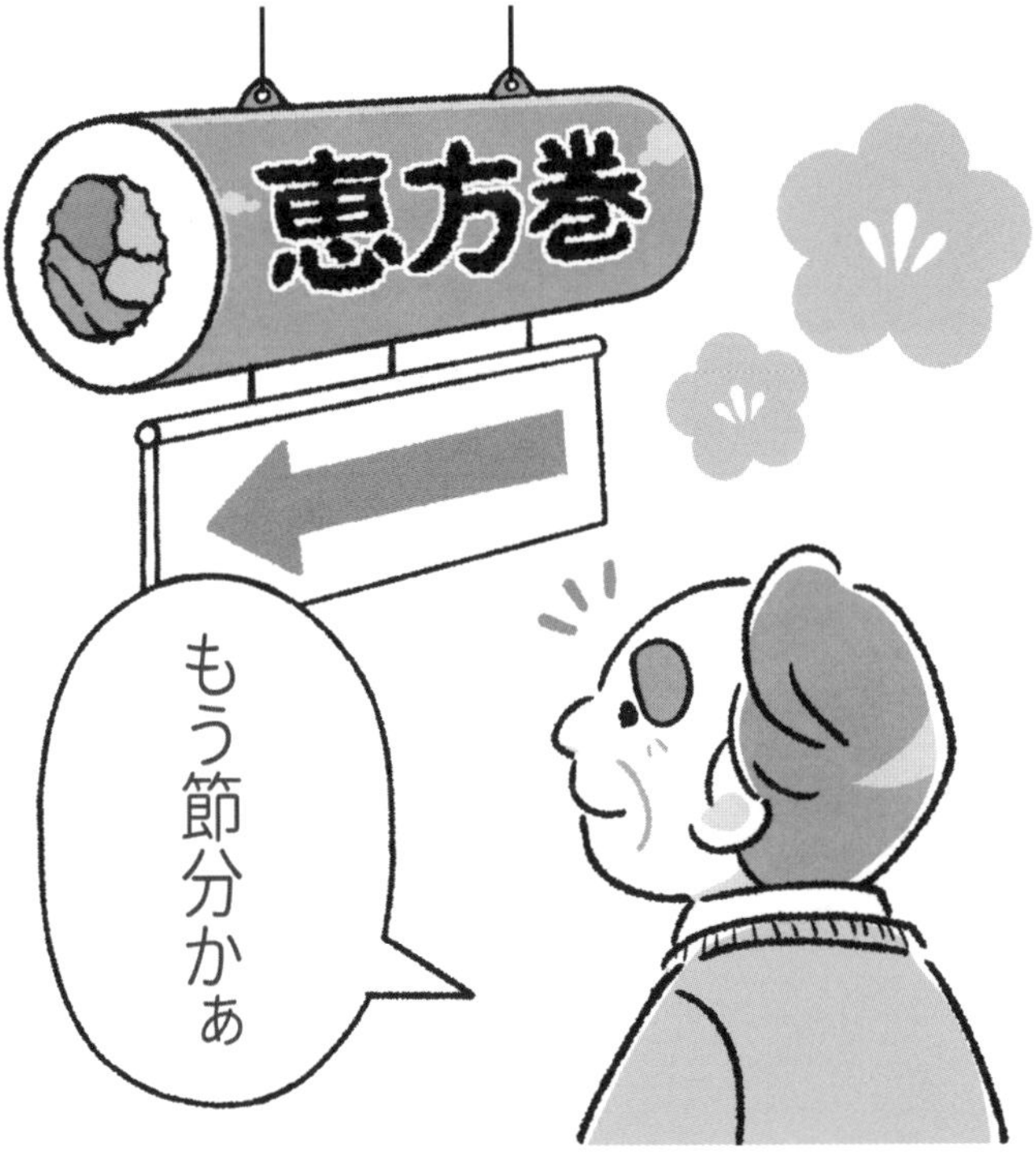

いと考えるのではないでしょうか。じつは、若い人たちも行事食に興味を持ち伝承したいと考えているのです。ひとり暮らしの若者が「年越しそばは必須ですよ」と言うように、意外にも行事食を食べています。

コンビニが良いのは、ずいぶん前から行事を「お知らせ」してくれるところ。コンビニでのおせち料理の予約開始は9月ごろ。つまり、3か月以上も前から「お知らせ」してくれます。

正月や夏休みが近づくとお子さんやお孫さんに会うのが楽しみですし、「好きなおはぎを作ってあげよう」「みんなが集まるから、がんばって家を掃除しよう」という気持ちが、頭や体を働かせるいい機会になりますよね。

これと同じように、コンビニに立ち寄って、うな重や恵方巻などで季節を感じ、しみじみと日本の行事を楽しむ。これだけで、生活のうるおいになります。

コンビニで買える行事食

1月
- お正月
  … おせち料理
  （ひとり用）

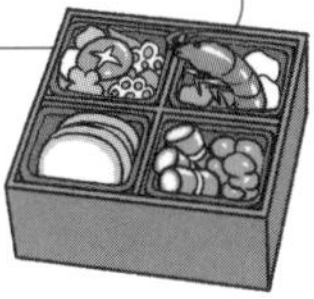

2月
- 節分 … 恵方巻き
- バレンタインデー
  … チョコレート

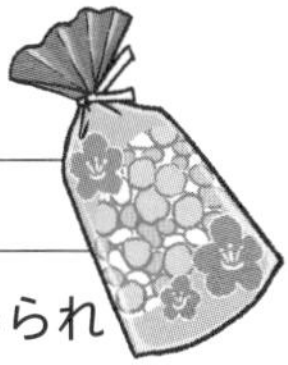

3月
- 桃の節句 … ひなあられ
- ホワイトデー
  … クッキー、あめ、
  チョコレート

4月
- 花見
  … 桜餅、桜のスイーツ

5月
- 端午の節句 … 柏餅

7月
- 七夕 … 七夕スイーツ

8月
- 土用 … うなぎ

9月
- お彼岸 … おはぎ
- 十五夜 … 月見団子

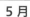

10月
- ハロウィン
  … かぼちゃスイーツ

11月
- 七五三 … 千歳あめ

12月
- クリスマス
  … クリスマスケーキ など
- 大晦日 … 年越しそば

23

ファストフードを活用する

●ファストフードで食事の幅を広げる

コンビニエンスストアと同様、「体に良くない」と敬遠されがちなのがファストフード。

ひとくちにファストフードといっても、ハンバーガーショップや牛丼店、立ち食いそば、回転寿司といろいろありますが、なかでも「健康的ではない」と思われる代表格が、チェーンのハンバーガーショップや牛丼店ではないでしょうか。

とはいえ、**毎日食べるわけでもないし、健康的か否かは食べ方しだいです。**

まず、よく耳にするのは「ファストフードは添加物をたくさん使っていそうで心配」という声。しかし〝できたて〟を提供するファストフードに使われる保存料の量は少なく、さらに日本では衛生管理も厳しいので安心です。

そして「手作りでなく調理に手間がかかっていないから、おいしくないだろう」

という声も聞きますが、これもイメージでしかありません。例えば高級ホテルの料理に出てくるパンも、セントラルキッチン（違う場所での大量調理）で作られ、冷凍輸送された生地をホテルの厨房で焼いているだけだったりします。

主食・主菜・副菜……のスタイルで不足分を足そう

私はむしろ、生活のなかでうまくファストフードを活用すればよいと考えます。**家に持ち帰ってから足りない副菜や汁ものを足せば、簡単にバランスの良い**

いつものハンバーガーセットを変更すると……

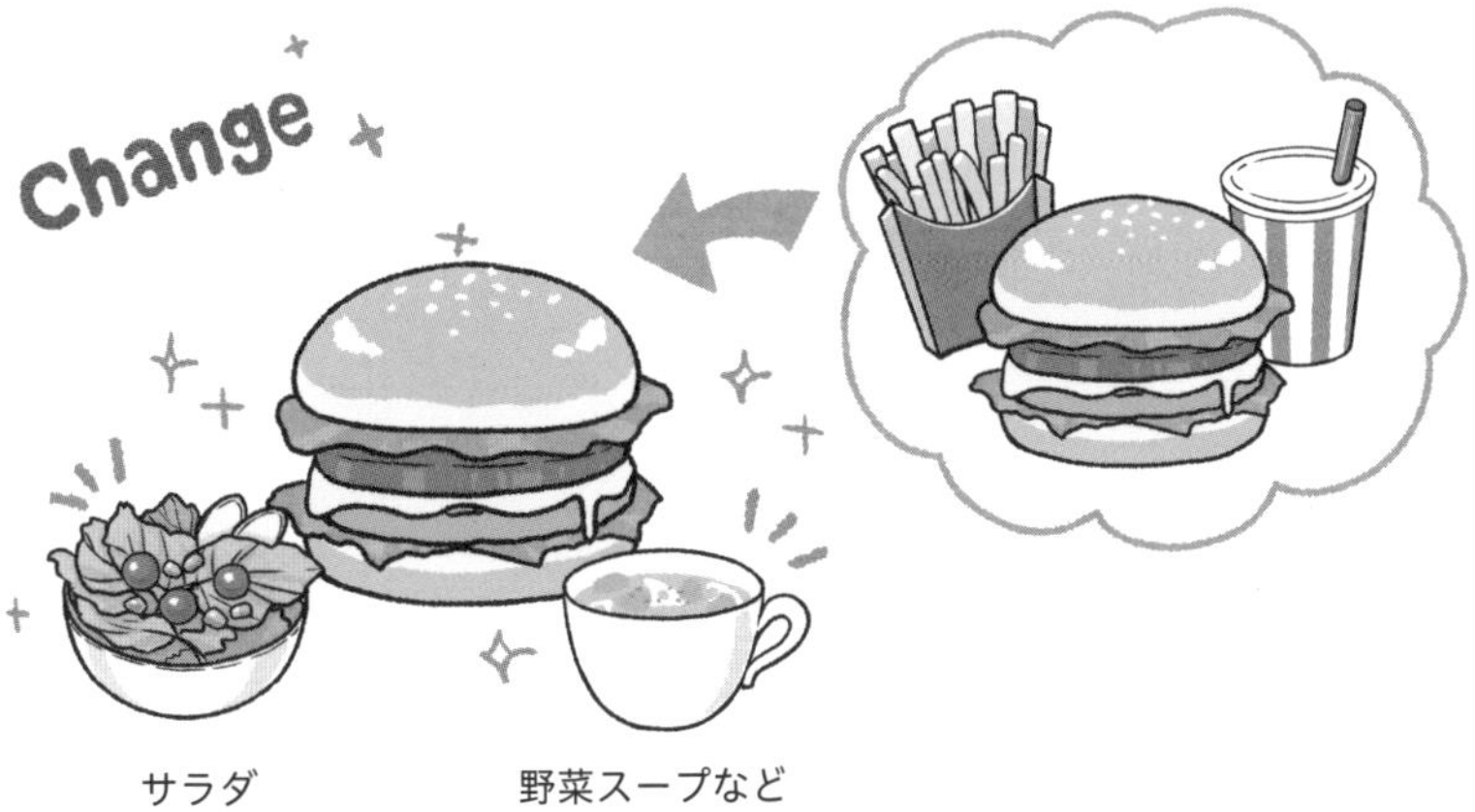

食事となります。スーパーにある惣菜と同じ感覚で利用すればいいのです。
ハンバーガーはポテトに炭酸飲料という定番のセットで購入するから、体に悪い気がするのかもしれません。ならば、セットではなくハンバーガーだけ買ってきて、ポテトの代わりにサラダを、炭酸飲料の代わりにスープをつければ、主食・主菜・副菜、そして汁ものがそろう、定食スタイルになります。

牛丼は胃に重い、というのなら親子丼にしてはいかがでしょう。親子丼は良質なたんぱく質の卵、脂質の少ない鶏肉がメインです。野菜としてたまねぎも使われています。後はこれに紅しょうがなどの副菜、味噌汁を足して完成です。

第1章の11「料理の配置をイメージしよう」で述べたように、**頭のなかで和定食をイメージできれば、ファストフードもちゃんと健康的に食べられます**。

スーパーでとんかつを買ってきたら、ご飯とキャベツの千切り（野菜）と味噌汁が必要だなと、頭のなかで配置して足りないものを用意するように、ファストフードにも足りていないものを加えればカンペキです。

和定食をイメージして健康的に

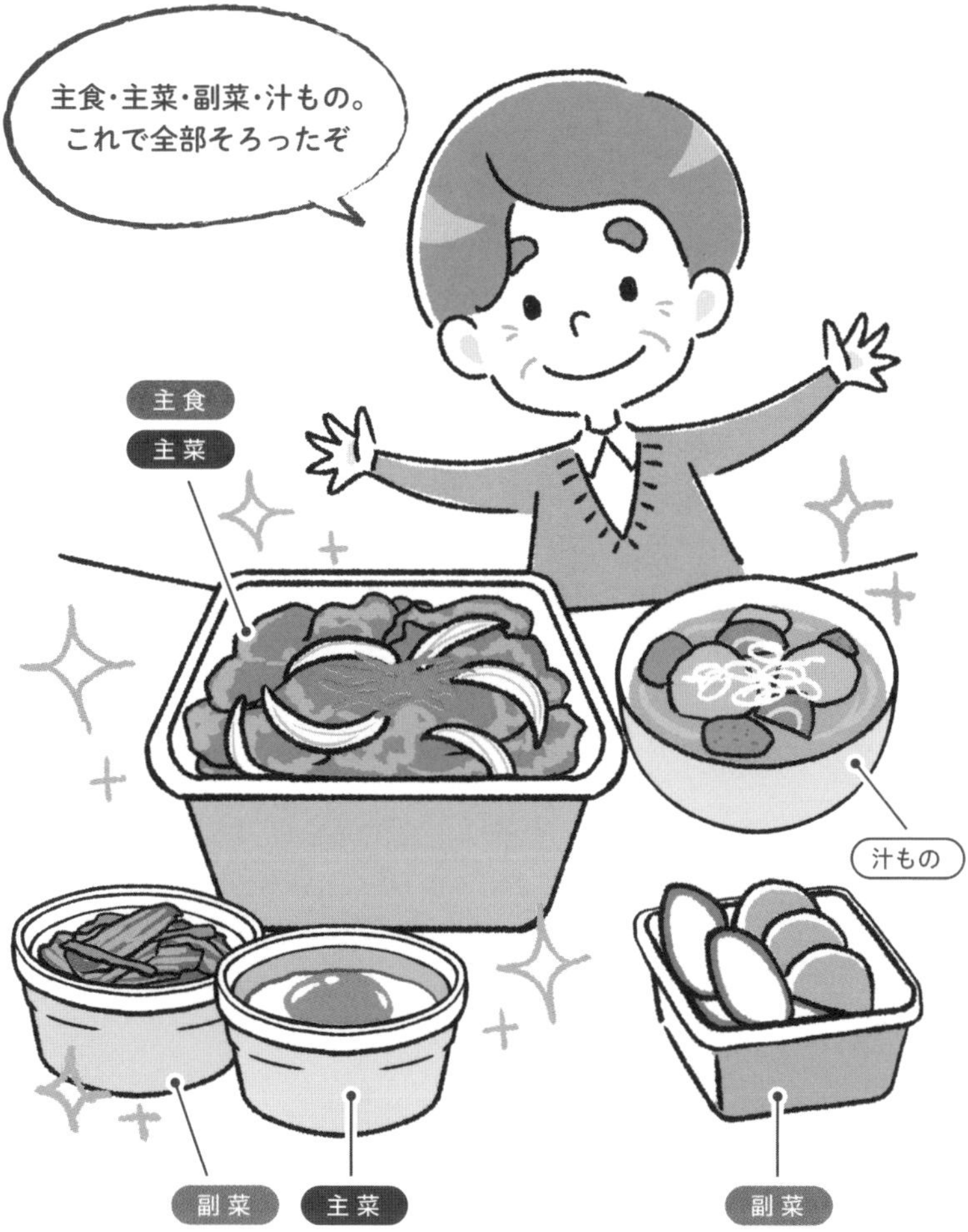
主食・主菜・副菜・汁もの。
これで全部そろったぞ
主食
主菜
汁もの
副菜
主菜
副菜

24 駅弁を食べよう

栄養バランスにすぐれた日本の駅弁

駅弁には食べるだけで旅情を掻《か》き立てるという独特の魅力があります。なかには「各地の駅弁を食べる」ことを目的に旅に出る人さえいます。

駅弁には間違いなく、**その土地ならではの特産品やおいしいものが入っている、という点が素晴らしいのです**。どんな食材が入っているのか、どんな味なのか。知らない土地で知らない味に出会えるのは駅弁の大きな魅力です。

私の思い出深い駅弁といえば、私の出身地である広島県三原市の『元祖珍辨《がんそちんべん》たこめし』です。見た目はふつうの煮だこですが、驚くほどのやわらかさ。久しぶりに訪れた際に購入し、今は東京に住む父親に渡したところ「この食感が懐かしい」と、ペロッと食べきっていました。

また、群馬県の横川駅で売られている『峠の釜めし』も私にとっては印象深い駅弁です。味もさることながら、陶器でできたずっしりと重い容器（釜）をいざ手にしたときは感動しました。そのとき持ち帰った「釜」でお米を炊いたこともあります。

もちろん、**たいていの駅弁は栄養バランスもすぐれています。**

以前、学会の国際会議でブラジル・サンパウロへ行ったときのことでした。会場で提供されたランチボックスを開けてビックリ。中身は食パンと焼いた分厚い肉が一切れ、そしてリンゴがまるごと1個。自分でパンに具をはさんで食べろ、というスタイルです。

日本の幕の内弁当

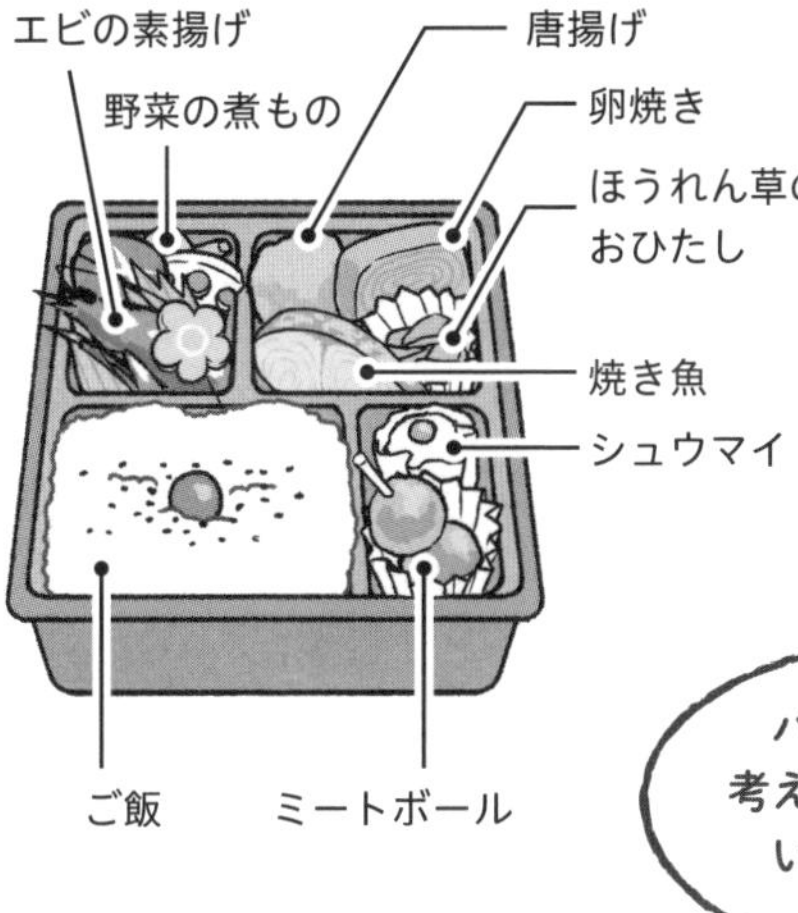

ブラジルで食べたお弁当

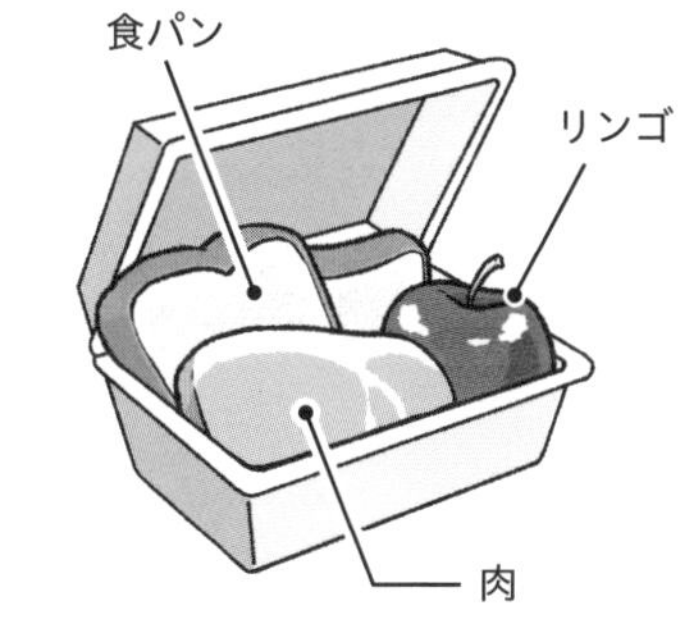

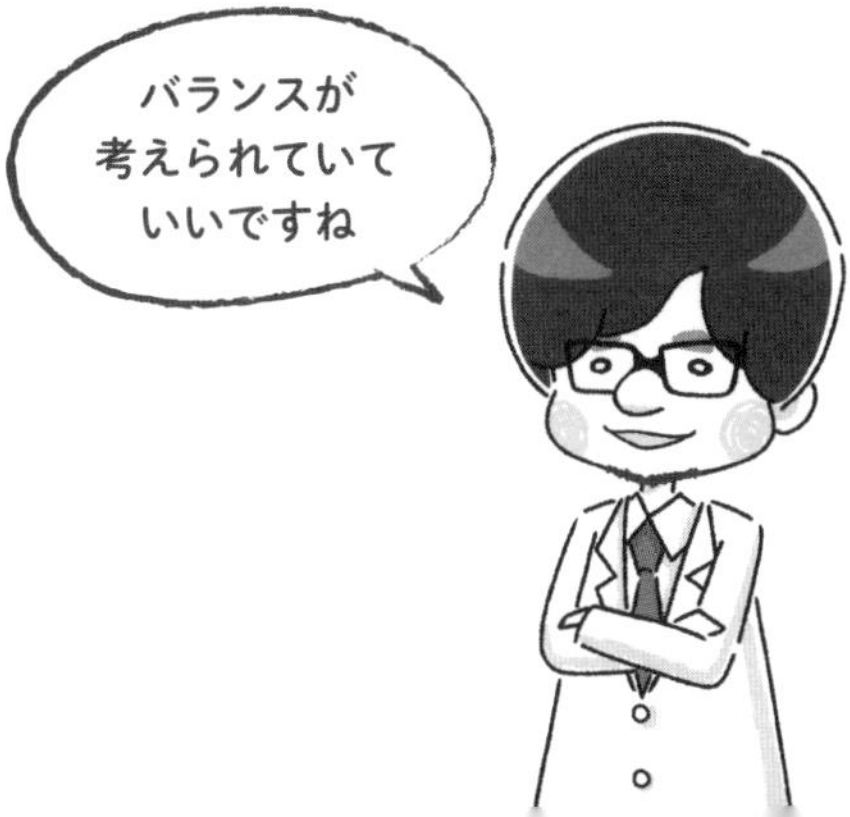

日本では家庭で作るお弁当でさえ、ご飯があり、肉や魚介類が入り、野菜も入っています。つまり、小さな箱のなかに、和定食と同じ内容が詰まっているのです。後は汁ものだけ作ればいい。これで栄養バランスはバッチリです。

●たまには駅弁を家で食べてみましょう

地方の特産品や銘菓のお取り寄せができるようになった今でも、駅弁は現地に行かないとなかなか食べられません。

ただ、**もし近くのスーパーやデパートで『駅弁フェア』を開催していたら、ぜひ、足を運んでみてください。**自宅で食べても旅行気分を味わえる、というのも駅弁ならではの醍醐味です。前に旅行したときの思い出にひたれますし、誰かと食べればそのときの旅行について語り合うツールになったりします。あるいは「いつか行ってみよう」という、新たな旅のきっかけになるかもしれません。

栄養バランスが良い駅弁

たこめしの場合

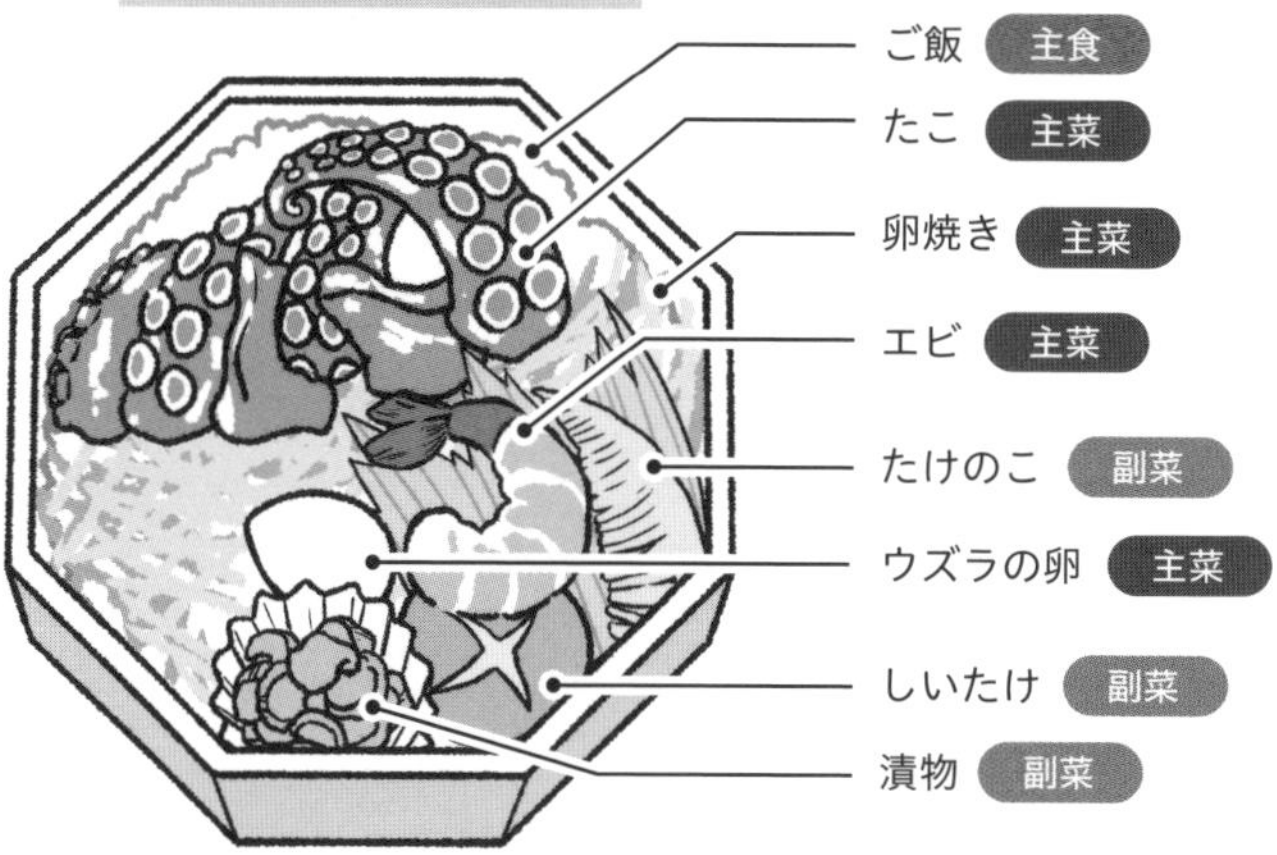

釜めしの場合

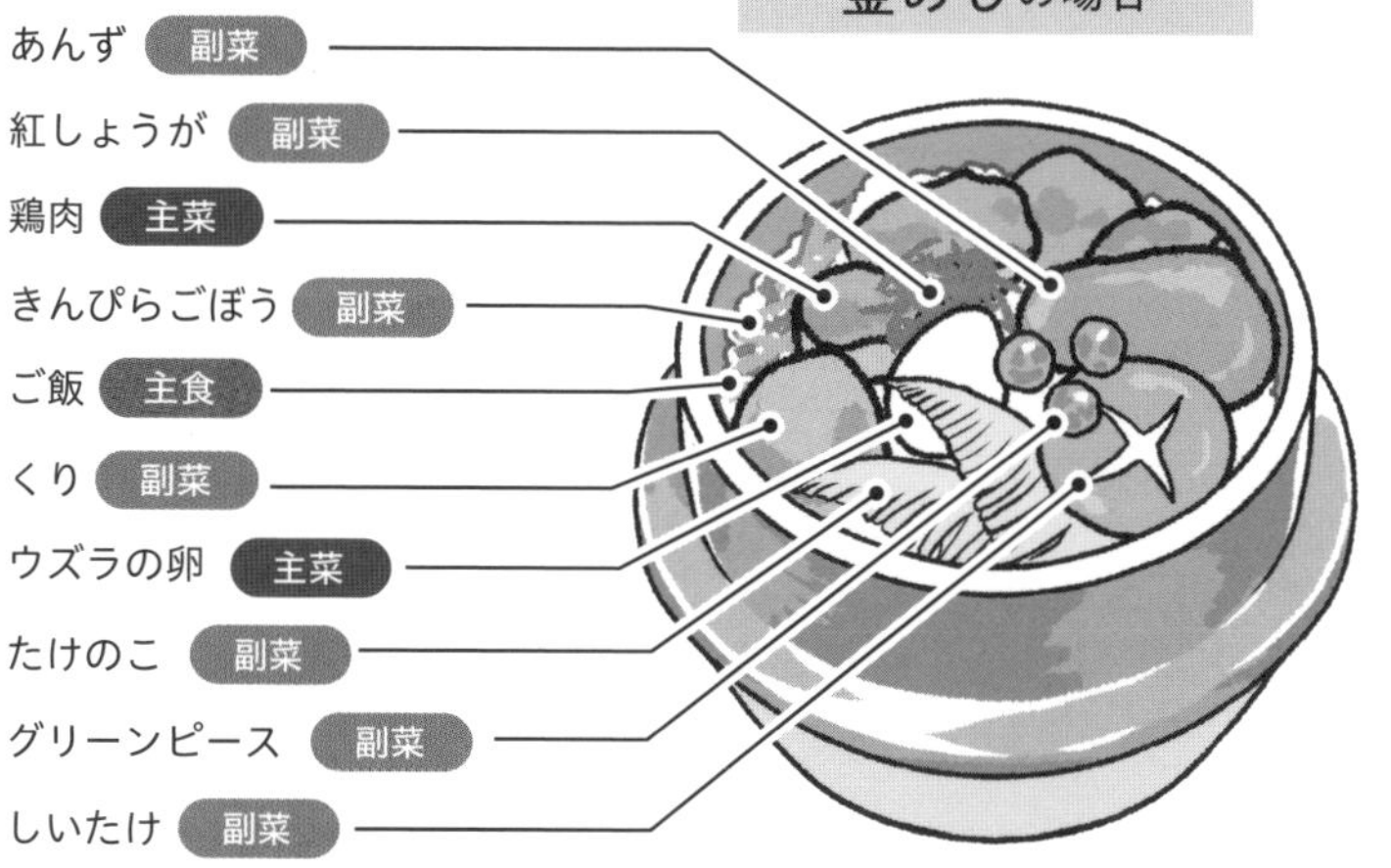

Q. 青汁は健康にいいですか。

A. 合うか合わないかは人それぞれ。

私たちの体は不思議なことに、効果のない偽薬をとっても、体調が改善するケースがあります。これを医学・薬学の言葉で『プラシーボ効果』といいます。「信じる者は救われる」「病は気から」という言葉もありますが、もしも今、青汁を飲んでいて体調が良いという方は、継続されれば良いと思います。

青汁の素は粉末にした葉物野菜です。**野菜というよりビタミン剤のような、サプリメントに近いイメージです。**

サプリメントには、含まれている栄養素が限定されています。そのため、「貧血気味だけど、レバーは苦手だから鉄をとろう」という具合に、自分の体や食事に何が足りないかを把握してとるのは効果的です。逆に言うと、体に必要かどうかもわからずに漫然ととっても、効果を判断するのは難しい。そもそもサプリメントは薬ではないので、飲んだからといっても目覚ましい効果は得られません。

Q. ドライフルーツは食べたほうがいいでしょうか。

A. 積極的に摂取すると良いです。

ドライフルーツにはビタミン、ミネラル、食物繊維、ポリフェノールなど、たくさんの栄養素が濃縮されています。高齢になると食が細くなり、栄養もエネルギーも不足しがちです。ドライフルーツは小粒のわりにカロリーも栄養価も高いので、積極的に取り入れましょう。

おすすめはヨーグルトに入れて食べること。たんぱく質も一緒にとれ、立派な補食になります。

マンゴーなどの硬いドライフルーツは、ヨーグルトに入れて一晩おけば、水分を吸ってやわらかくなり、食べやすくなります。選ぶべきは砂糖や油を添加していないもの、そしてポリフェノールがたっぷり含まれている色の濃いものを。**なかでも鉄も豊富なプルーン、デーツがおすすめです**。

ただし、ほかの食品と同様、食べすぎには注意してください。ドライフルーツに多く含まれる『ソルビトール』という糖は、下痢の要因になります。

COLUMN 3

検査値を気にしすぎない

テレビCMで「血圧130を超えたら……」と耳にしたことがあるかもしれません。これは高血圧症にならないよう注意喚起するのが目的です。

しかし、年齢を重ねると血圧は自然と高くなるものです。75歳以上の目標は140と高めの設定になっています。

また、家で測るより病院で測ると高くなる「白衣高血圧」の人は100人中20人ていどいるそうです。

検査は定期的な身体の点検。数値に一喜一憂しすぎず「主観的健康寿命」を延ばしていただきたいと思います。

		測定する場所	
		診察室	家庭
正常血圧	成人	120/80 未満	115/75 未満
目標とする血圧	75歳未満	130/80 未満	125/75 未満
	75歳以上	140/90 未満	135/85 未満
高血圧症	成人	140/90 以上	135/85 以上

高血圧治療ガイドライン 2019 を改変

第 4 章

脳と体が若返る食習慣
外で食べる

25

外食をして「食事は楽しい！」を実感

食事は心も体も健康にできる、もっとも身近な機会

食事には大きく二つの役割があります。一つは栄養を過不足なくとって健康を維持・増進させること。そしてもう一つは、心を豊かにし、満足感をもたらすという役割です。

ところが、日本人は「健康的な食生活」ばかりに着目する傾向があります。その結果、「1日3食食べよう」「たんぱく質をしっかりとろう」「粗食がいい」といった〝規則〟のようなものにしばられてしまうのです。

しかし、これまでお伝えしたとおり、食事には人間関係の形成や食文化の継承に寄与し、「心の栄養」を満たす役割もあります。家族で食卓を囲み、ご飯を食べながらその日の出来事などを話す。**このようなコミュニケーションの形成も、「食事」の重要な役割なのです。**

逆に言うと、コミュニケーションの生まれない食卓が続くと、精神的充足感が

満たされません。事実、現代の日本では高齢者の「孤食（ひとりで食事をすること）」が社会的問題になっています。

内閣府が行った高齢者の意識調査（※1）によると、65歳以上のひとり暮らし世帯が抱える食事の悩みとして、14・5％（男性22・8％、女性11・9％）の人が「ひとりで食べてもつまらない」と答えています。

引きこもりや孤食など、社会的な孤立はフレイルの引き金にもなります。栄養価や味付けにこだわるだけでなく、誰と食べるか、どんなシチュエーションやテーブルセッティングでいただくのかな

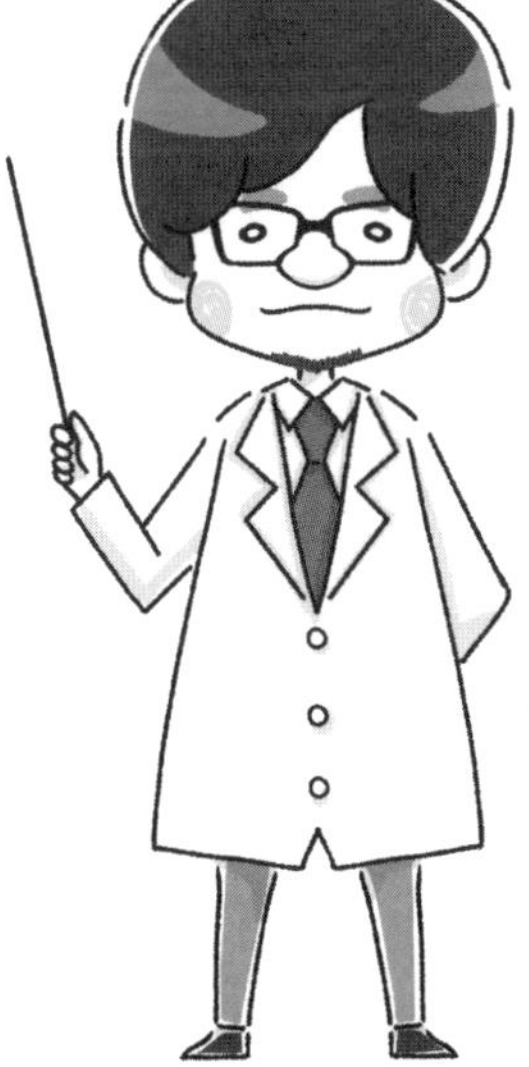

食事に関して困っていること トップ5

1位 食事を作るのが面倒

2位 ひとりで食べてもつまらない

3位 買い物が大変

4位 栄養のバランスがとれない

5位 作りすぎてしまう

※1 平成17年度 世帯類型に応じた高齢者の生活実態等に関する意識調査結果（全体版）, 内閣府「高齢化社会対策に関する調査」

ど、さまざまな角度から食事を楽しんでほしい。そのように**食事をトータルに楽しむことは脳の刺激になり、生活の質を高め、身体的・精神的フレイルの予防にもつながります。**

外食して新たな発見を得よう！

「孤食」を解決する手段の一つとして、「外食」があげられます。

自由な時間が増えると、囲碁や麻雀、陶芸や体操の教室に行かれる方も多いと思います。外食はそれらと同じように「社会との接点」になる習慣です。

ところが、厚生労働省の国民健康・栄養調査（※2）によると、70歳以上の男女で「週1回以上」外食をすると答えたのは、男性で21・1%、女性は14・1%。残念なことに、多くの方が外食をしていません。一方で、**外食の頻度が高い人ほど「自分の健康状態は良い」と答えている調査結果もあります。**

例えばイギリスにはパブ文化があり、毎週、近所のパブに出かけてお酒を飲ん

※2 『令和元年　国民健康・栄養調査結果の概要』p.12「外食，持ち帰りの弁当・惣菜・配食サービス、健康食品の利用状況」

だり、食事をしたりという習慣が若いころからあります。よって、高齢者や老夫婦がパブで食事をする姿は当たり前のように見かけられます。

ところが日本では、「お金がかかるから」「面倒だから」「ひとりでは行き慣れていないから」と外食を躊躇《ちゅうちょ》される方が多いのです。

外食はコミュニケーションを求める方の受け皿になります。夫婦やお友だち同士で連れ立って行くのはもちろん、買い物の帰りにでも気になったレストランや喫茶

外食をしている頻度（女性・20歳以上）

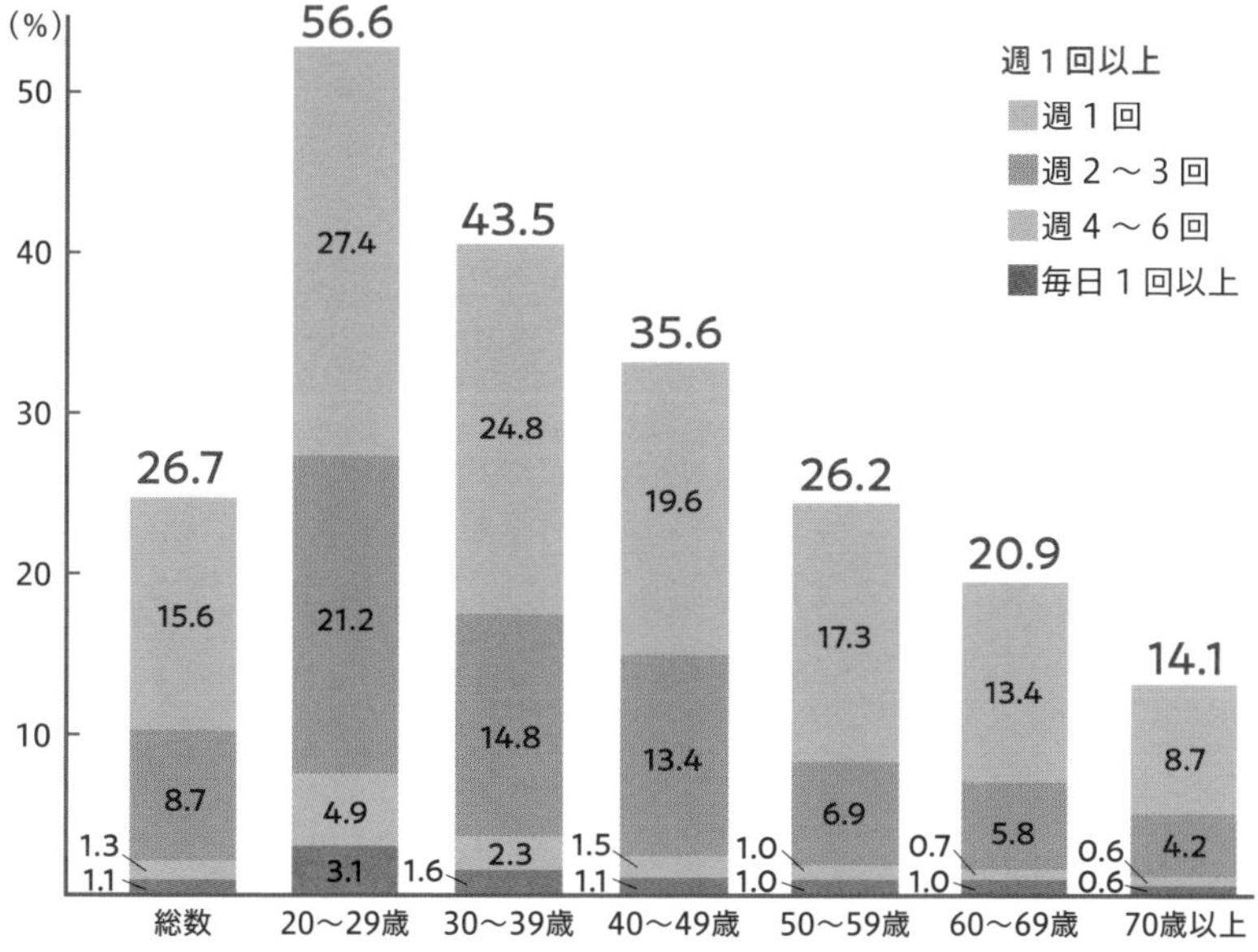

＊出典：『令和元年　国民健康・栄養調査結果の概要』p.12「外食，持ち帰りの弁当・惣菜・配食サービス、健康食品の利用状況」

店、居酒屋、バーに、ひとりでもいいから立ち寄ってみてはいかがでしょうか。

たとえひとりであっても、ふだんとは違う料理やお店の雰囲気を味わったり、店員とちょっとした会話をしてみたりするだけで、脳や心を元気にする大きな刺激につながりますし、これからの楽しみの一つになるかもしれません。もちろん、夫婦やお友だち同士で楽しめればなおさらです。ぜひ、**近所の食堂でもいいので活用してみましょう**。

日本の外食産業はリーズナブルな店から高級店まで非常に充実しており、それこそ世界中の料理を簡単に楽しめます。どんどん外に出て、外食を楽しんでほしいと思います。

外食がフレイル予防になる

外で食事をする

運動

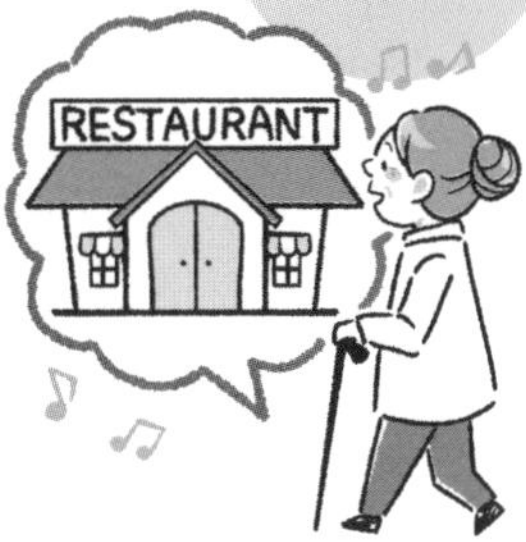

外出するので
運動になる

栄養

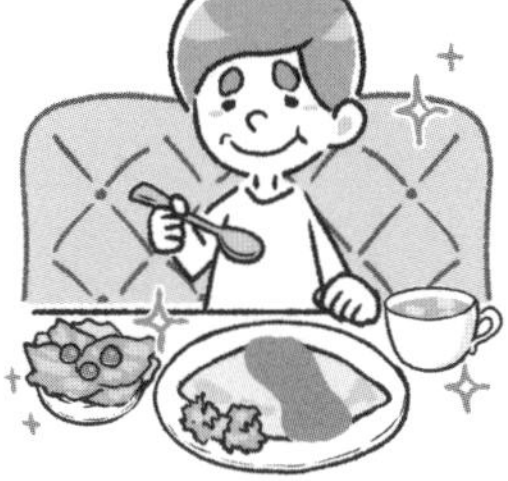

バランスのとれた、
体にいい食事がとれる

社会参加

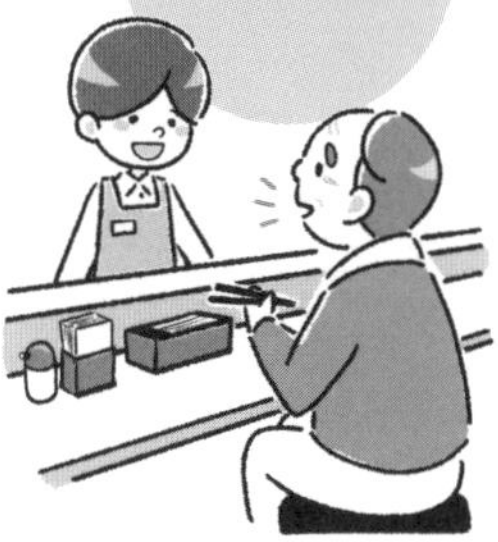

引きこもりを防止

他人とコミュニケーションをとる

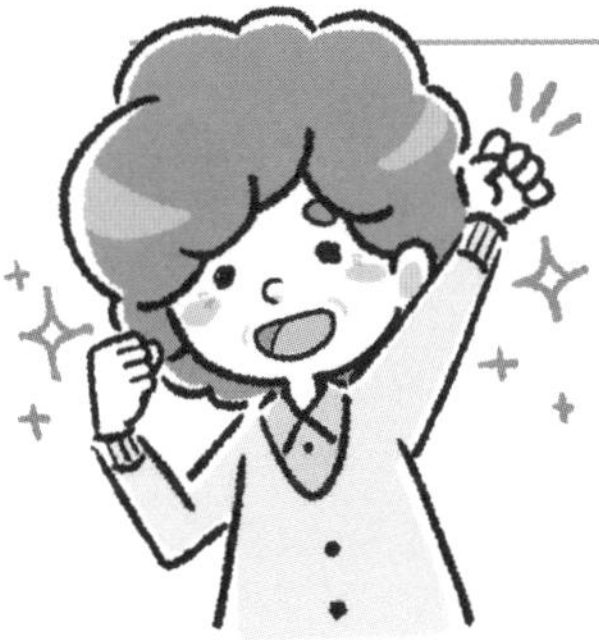

フレイルの予防

**運動・栄養・会話などさまざまな刺激が、
フレイルの予防になる**

26

たまには奮発！

おいしいものを食べるのも健康法の一つ

みなさんは「自分へのご褒美」として、ちょっぴり贅沢なレストランでご馳走を楽しむことはありますか？

これまで家族のため、自分の老後のためと倹約生活を続けてきた方にとって、食事にお金をかけることは「不相応な贅沢」だと感じられるかもしれません。

とはいえ、せっかく蓄えたお金。今、自分のために使わないなんてもったいない！　**つね日ごろ、「倹約」を心がけている方も、たまには贅沢な食事を楽しむことをおすすめします。**

例えば歌舞伎やミュージカルを鑑賞するとき、A席とS席では味わいが変わるように、レストランもふだん使いのリーズナブルな店と高級店では、料理、空間、サービスとすべての味わいが異なります。

節約習慣が身についていると、食事に対しても低価格を求めがちですが、**いい**

レストランで食事をしながらゆったり過ごすことは、けっして無駄使いでも贅沢すぎるお金の使い方でもありません。

「贅沢の日」を目指して家計をやりくり

そして、いいレストランに行ったら、ふだん食べないような料理を思い切ってオーダーしてみましょう。「牛肉は硬くて苦手」と敬遠していた方も、奮発していい肉を食べてみたら、思いのほかやわらかくてしっかり噛めて、おいしくいただけるかもしれません。

「そうはいっても、贅沢な食事には抵抗がある」という方は逆に、**「贅沢の日」を目標に、家計をやりくりするのはいかがでしょう。**誕生日や友人との時間など、節目節目に外食の予定を立ててみる。すると、節約の毎日にも張りが生まれますよ！

食事は自分の血となり肉となります。**いいものを食べて心地よくなることも、結局は大切な健康法なのです。**

27

激辛料理に挑戦！

減塩を意識した食事をとろう

私たちの味覚は加齢に伴い、鈍感になります。舌の表面には「味細胞《みさいぼう》」という味を感じるセンサーがありますが、加齢に伴って、この細胞の新陳代謝が低下。すると、だんだん味を感じにくくなります。とくに感じにくくなるのが「**塩味**」。ですから、年を取ると、しょっぱい味付けを好むようになるのです。

しかし、塩分のとりすぎは高血圧が気になる方にとって深刻な問題。そこで、味覚の鈍化をゆるやかにし、減塩にもつながる食事をいくつか紹介しましょう。

ポイントは三つ。**「亜鉛を含む食品をとる」「旨味と酸味を利かせる」「辛い味付けにチャレンジする」**です。

まず「亜鉛を含む食品をとる」ですが、亜鉛不足は味覚の鈍化が進む要因です。牛赤身肉やレバー、牡蠣《かき》、イワシ、チーズ、納豆など、亜鉛を多く含む食品を、意識してとりましょう。

二つ目の「旨味」についてですが、59ページでも触れたように、塩味が足りないときは旨味を利かせると満足度が高まります。煮ものや汁もので出汁をしっかり利かせれば、塩や醤油をよけいに使わずにすみます。また、「酸味」の強い食品を食べると、唾液がよく分泌されます。すると料理の味物質が溶け出しやすく味わいがよくなり、塩気が少なくても満足感が得られます。酢のものやピクルス、南蛮漬けなど、酢を利かせた料理が1品あるといいですよ。

最後は「辛い味付けにチャレンジする」。注意が必要なのは辛味ではなく塩

加齢に伴う味覚の変化

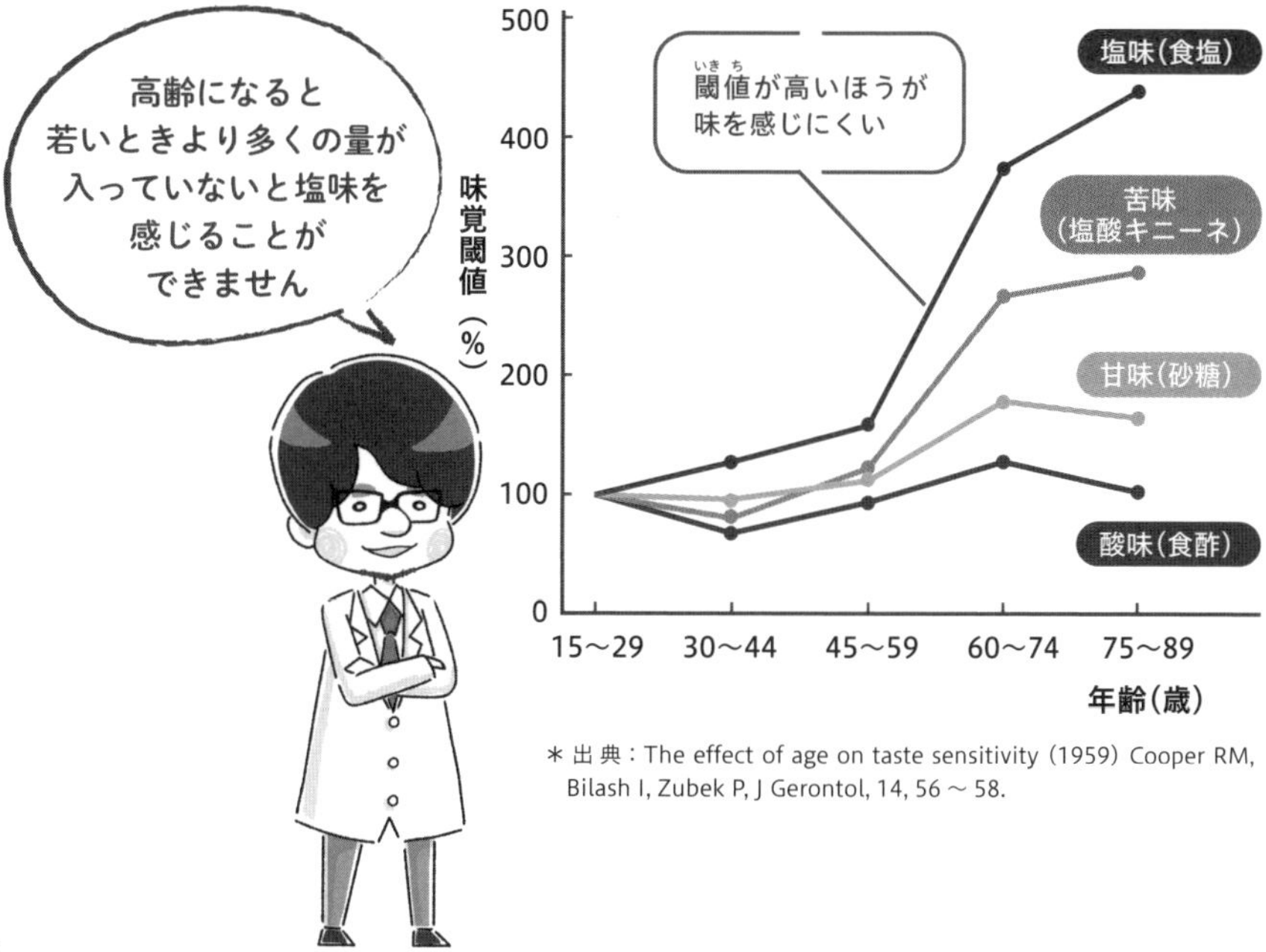

＊出典：The effect of age on taste sensitivity (1959) Cooper RM, Bilash I, Zubek P, J Gerontol, 14, 56 〜 58.

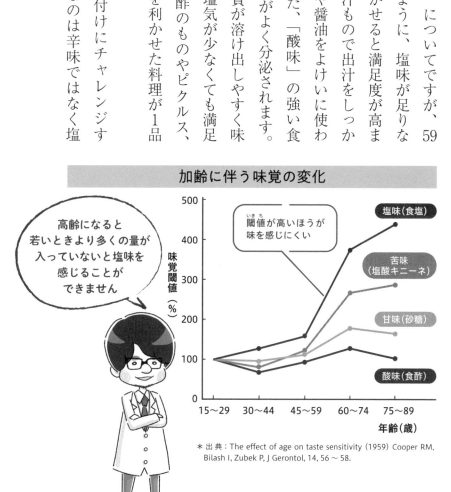

分。よって、毎日でなければ、激辛料理を食べても問題ありません。

辛味で新陳代謝をアップ

トウガラシに代表される辛味成分は、**新陳代謝が低下する高齢者にとって、代謝アップをサポートしてくれる存在です**。寒い季節は体を温めてくれますし、暑い季節は発汗を促し、体内の熱を発汗によって放出。体を冷やしてくれます。

また、舌で感じる味覚は脳の奥で「おいしさ」を生み出しますが、**「辛味」は直接的な「刺激」として受け止められます**。辛味が利いた料理をときどき食べることは脳のスパイスにもなるでしょう。

辛味の利いた料理といえば、アジアン料理で楽しめますが、それらはもちろん塩分を含みます。辛味、酸味、香りを外食で堪能し、自宅での料理に生かすと良いです。「辛いものが苦手」という方は、ピリ辛料理からお試しを。辛さには徐々に慣れていきます。

亜鉛を多く含む食品

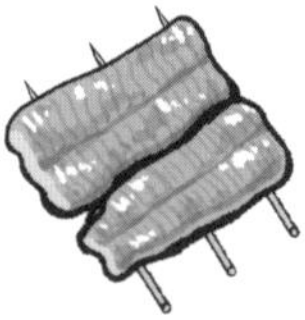
うなぎ

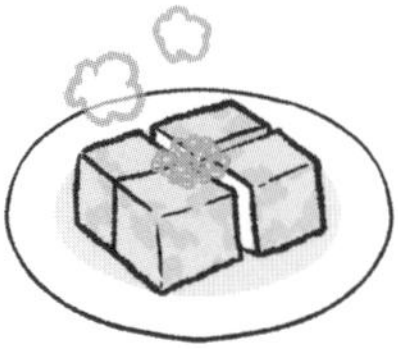
厚揚げ

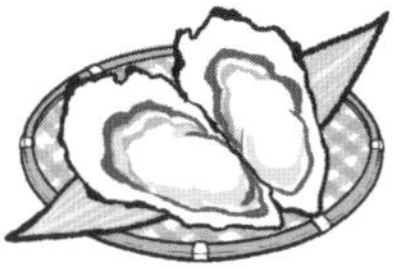
牡蠣

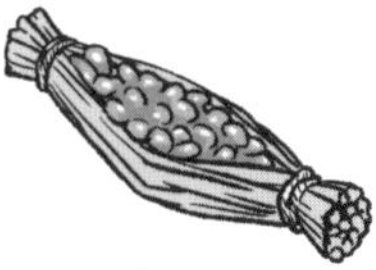
納豆

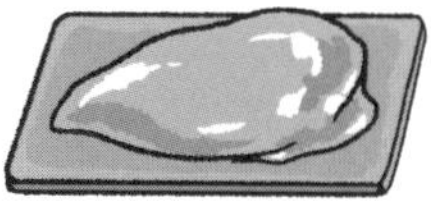
牛レバー

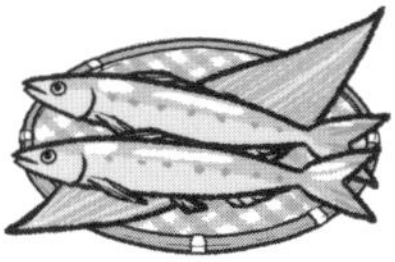
イワシ

おすすめの激辛料理

チリクラブ
シンガポール
カニ料理

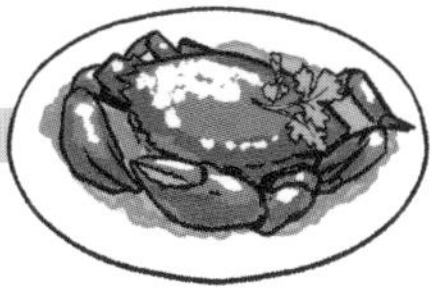

マーラー鍋
台湾
とうふの入った鍋料理

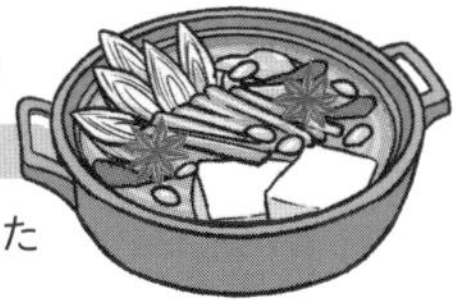

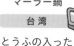

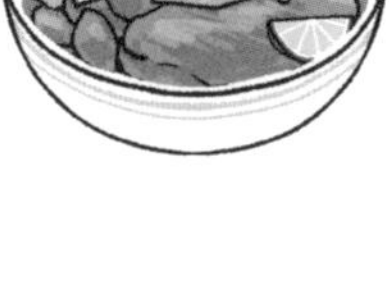

アヤムリチャチャ
インドネシア
鶏肉のスープ

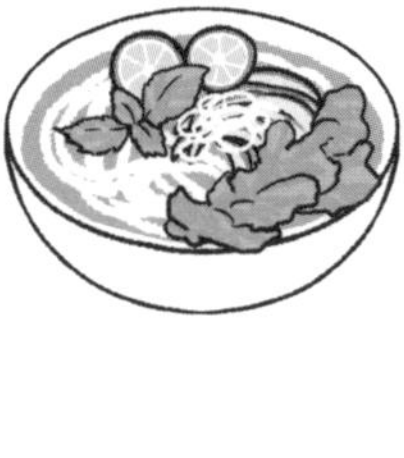

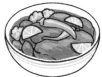

アッサムラクサ
マレーシア
麺料理

28

居酒屋メニューだってヘルシー

●体にいい料理がたくさんそろっている

居酒屋のメニューは日本酒やビールに合う塩分の多いもの、油っこいものが多く「体に悪い」「若い人向き」という印象をもたれるかもしれません。でも、じつは居酒屋こそ「外食が苦手」という方におすすめしたい場所の一つです。

まず、居酒屋は料理の種類が非常に多く、選び方しだいで充分、ヘルシーに楽しめます。

例えば、野菜の煮びたし、焼き野菜。刺身に焼き魚、焼き鳥、冷ややっこ。秋冬は鍋もいいでしょう。**ザッとあげただけでも、低脂質で高たんぱく、カルシウムやビタミンの豊富な食べものが充実しているとわかります。**

また、自炊の参考になるメニューが多いのもいいところ。居酒屋は身近な食材を肉味噌などのトッピングやドレッシング、ソースなどの組み合わせで、家庭料理とは違うおいしさを引き出すのが得意です。これらを自宅でも再現すれば、マンネリ化した食卓も豊かになります。

さらに、小鉢のような少量で提供される料理が充実している点も、おすすめのポイント。いろいろな料理を少しずつ味わえます。

「居酒屋には人が多くて騒がしい」と敬遠される方もいるかもしれませんが、今の居酒屋、とくにチェーン店は、テーブル同士が離れていたり、半個室のようになっていたりと、静かにゆったり過ごせる雰囲気の店もたくさんあります。

また価格帯も非常に幅があり、とにかく安さが売りという店から高級志向の静かな店まであり、自分好みの店も見つけやすいですよ。

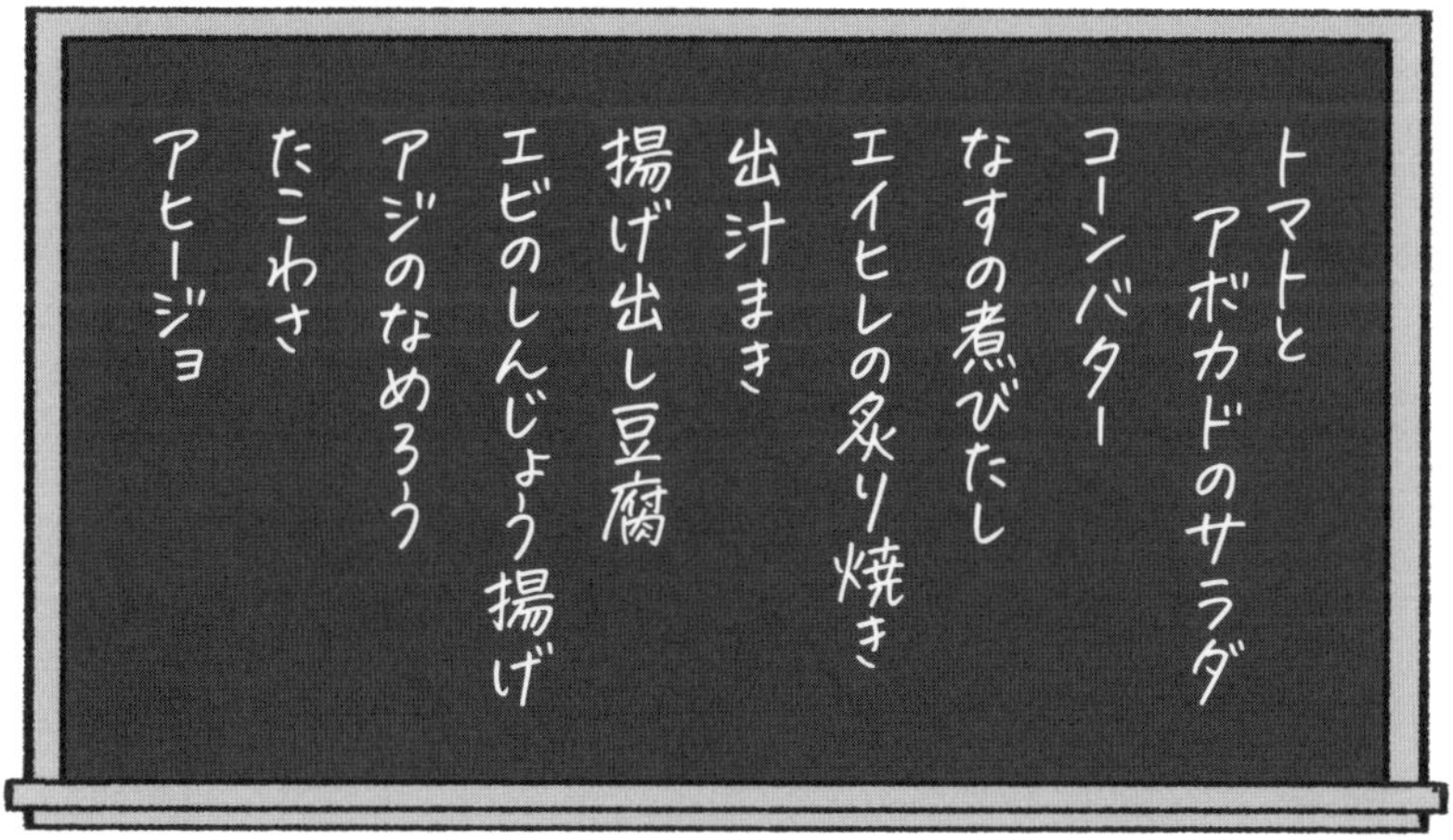

●料理に合わせてお酒を変えてみよう

さて、ここでお酒と料理の合わせ方のコツを一つ紹介します。

肉料理は赤ワイン、魚料理は白ワインとの相性が良いというように、**味の濃い料理には濃い飲みものを合わせるのが基本です**。

日本酒にも甘口、辛口とありますが、焼き鳥をタレで食べるなら甘口、塩なら辛口といった具合です。

ちなみに、冬の定番「おでん」などは甘口でも辛口でもいけます。出汁に負けない甘口を合わせて、だし汁のしみ込んだ具材を味わう。箸休めに辛口をキュッと飲み、口の中をさっぱりさせてから具材の味を楽しむというのもいいですよ。

なお、失敗しない居酒屋選びのコツは、入店する前にホームページや店頭に出ている看板で、メニューや価格帯をチェックすることです。路面店であれば外から中の雰囲気をチェックすることでも失敗は減らせます。

日本酒に合う料理

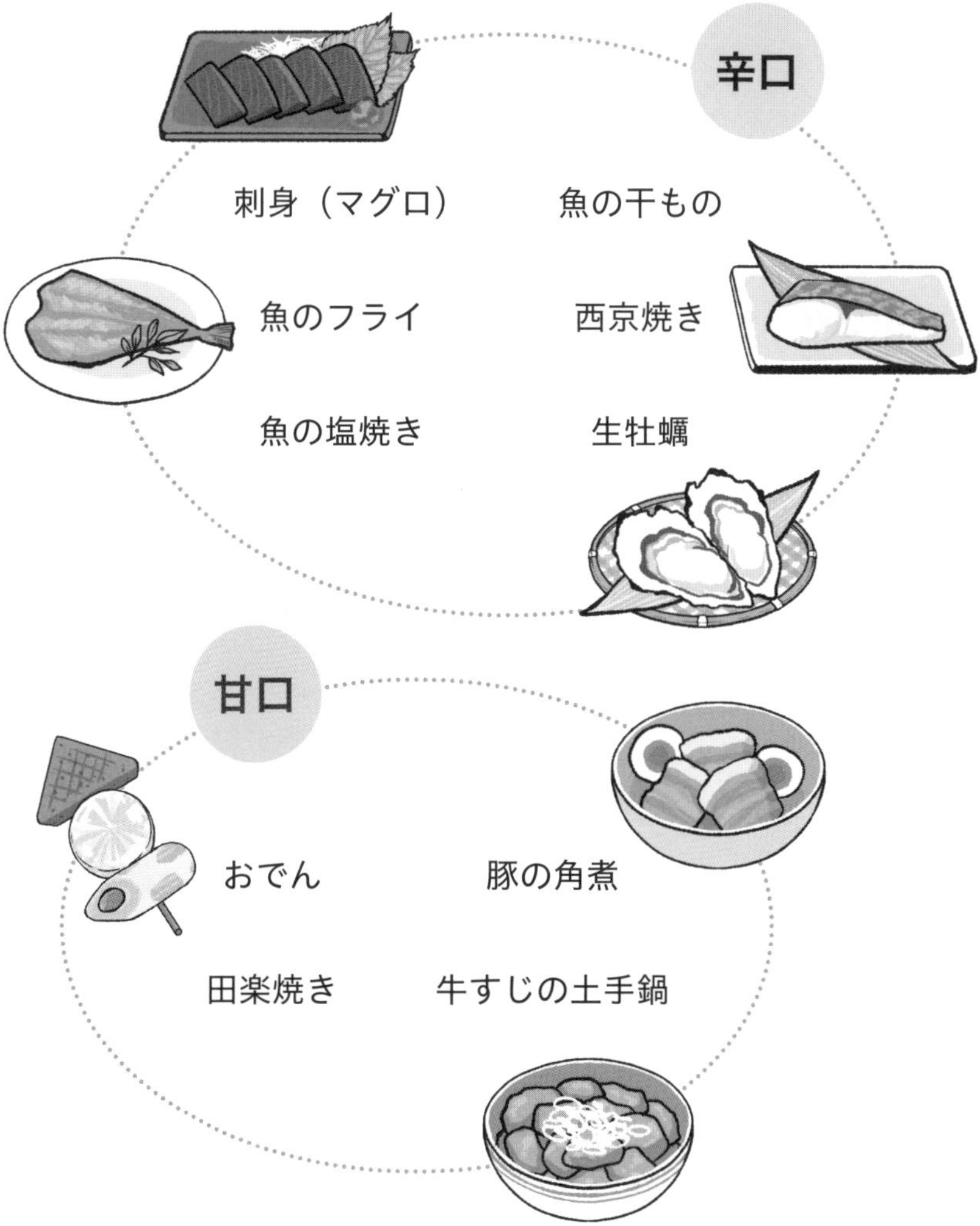
辛口
刺身（マグロ）
魚の干もの
魚のフライ
西京焼き
魚の塩焼き
生牡蠣
甘口
おでん
豚の角煮
田楽焼き
牛すじの土手鍋

29

ご当地料理を楽しもう

その土地で食べるからおいしい

バドワイザーというアメリカのビールは飲み口がサラッとしているので、日本で飲んでいたときは少々物足りなく、あまり食指が動かない銘柄でした。ところが、そのバドワイザーを本場アメリカで飲んだ瞬間、おいしさにビックリ。おそらく、乾燥した現地の気候にのどがカラカラに渇いていたため、サラリとした味わいこそがマッチしたのでしょう。

このように、**その土地の温度や湿度によっても、味の感じ方は変わります**。ですから旅先で収穫されたものや郷土料理を味わうことは、まさに旅の醍醐味です。海の幸はその代表格。下関のふぐや高知のかつお、広島の牡蠣、東北のアワビ、北海道のホタテ、カニなど、新鮮な食材をぜひ、現地で味わってみてください。

●食を通じて旅先を深く知る

また、**生活に根づく食文化は、その土地の気候や土壌、歴史、文化・風俗などとも密接につながっています。**つまり、その土地の食を知ることは旅先を深く知ることにつながり、「知」の刺激になります。

「食」に関するテーマを決めて、旅を計画するのもいいでしょう。例えば、神社で神前にお供えする御神酒《おみき》は全国津々浦々にあるその土地の日本酒が使われることもあります。そんな日本酒を介して、その土地の食材や食文化に触れることもできます。

また、アルコール飲料でいうと、今は地ビールの製造も各地で盛んです。これらを提供するご当地の居酒屋に入ったり、地ビールと地元スーパーで見つけた地産の魚介類などを購入し、ホテルでゆっくり味わったりもいいものですね。

ビジネスホテルを利用して宿泊料を抑え、そのぶん、旅中に1回、地元の高級料亭を利用するのもおすすめです。地元の食材を、思う存分味わってください。

30

ひとりの時間も楽しもう

●ひとりであることを気にしない

5年ほど前の話です。私の知人が定年退職の記念に、さまざまな銘柄をそろえたウイスキーセットを購入したそうです。定年後、ちびちびと味わいたかったようですが、結局、数年経っても飲み切れていないとのこと。

そんな話を聞いて、せっかく自由な時間を手に入れたのだから、家で飲むのではなくてバーとかに行けばいいのに、と思ったものです。

バーには世界中のお酒を何百種類も取りそろえているところもあります。たしかに、ボトルで購入して家で飲んだほうが安あがりですが、口に合わずに飲みきれないということもあります。むしろ、店に行くたびに興味のあるお酒を少しずつ試すほうがお得ですし、**知らない味に出会える楽しみもあります**。

バーに限らず、外食に抵抗のある方は「ひとりで行くと孤独な人だと思われるのが嫌だ」と言います。しかし、本当に周囲はそう思っているでしょうか？
例えば映画館なら、抵抗なくひとりで行かれる方も多いと思います。そば屋や牛丼のチェーン店なら、ひとりで食べに行く方が多くいます。今では「ひとり焼肉」が楽しめる店もあります。

みなさんはそれらの場所にひとりでいる人を見たとき、「あぁ、あの人は孤独なんだな」と思いますか？

そもそも「ひとりでいる＝孤独」ではありません。逆に「組織に属している＝孤独でない」とも言えません。大勢で飲みに行ったのになぜか孤独を感じたり、逆に大勢で賑わう居酒屋にひとりで入って、むしろ孤独感が薄まったりすることもあるでしょう。

牛丼店はよくてバーはだめなど、自分で決めつけるのはもったいないですし、そもそも、ひとりでいること自体、悪くありません。バーでも小料理屋でも居酒屋でも、気にせずにどんどん行ってみましょう。

●いつもとは違う雰囲気を味わおう

私は学生時代にホテルのバーでアルバイトをしていました。ホテルですから客層はさまざまです。ふらりと立ち寄る一見さんもいれば、ひとりで毎日来る人、月末だけ来る人もいます。学生の私の目にはそんな、ひとりでバーに来るお客様は、格好いい大人として映っていました。

むしろ、周囲の目を気にする方にこそ、バーはおすすめです。ひとりでちびちびお酒を飲んでいても、誰からも奇異な目で見られないからです。

誰かと話してみたいと思うなら、カウンターに座ってバーテンダーと会話を楽しめます。オーダーしたお酒と料理やつまみとのペアリング、お酒にまつわる深い話など、知識が豊富なバーテンダーとの会話は、お酒好きな方にとってとても興味深いと思います。そこで食べたおつまみを自宅で作ってみたりするうちに、お酒を介しての食が趣味になる方もいるでしょう。

もちろん、カウンターに座ったからといって、必ずしも会話をしなくてもいいのです。バーテンダーや店員は接客のプロです。「この人はひとりでいたいんだ」と、わかって接してくれます。

お酒が飲めない方、それでもバーには抵抗があるという方は、**ホテルのティールームなどもおすすめです**。喫茶店とは違う雰囲気を楽しめますし、何よりひとりでゆったりすごせます。そこで周りのお客さんの会話を聞いたり、人間観察をしたりするのもあんがい、楽しいものです。

時間にしばられず、わずらわしい組織や人間関係にもしばられない。人の目を気にせず、気持ちに素直にしたがって、行きたい店に行って、好きなものを食べて、気持ちよく過ごす。そうやってこれからも素敵な時間を謳歌してください。

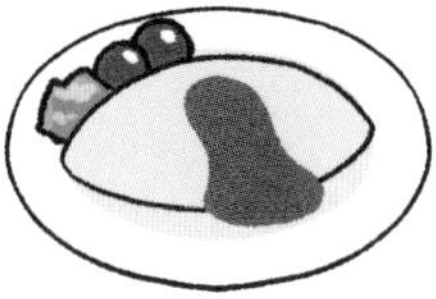

Q.ご飯など炭水化物は太りますか。

A.問題ありません。

正しいダイエットは、余分な体脂肪を減らしたぶん、しっかりと筋肉をつけることです。そのためにはまず、必要最低限のエネルギーを摂取することが大切です。それがご飯など炭水化物の役割です。

炭水化物を抜くと一時的に体重が減りますが、それは筋肉が「体を動かすエネルギー」として使われた可能性が大きいのです。つまり、**体重が減る＝筋肉が減る**、とも言えるのです。エネルギーが不足しているときには、食べたたんぱく質が次のエネルギー不足の備えとして、体脂肪に変わることもあります。

そもそも、**脳も体もエネルギー源は炭水化物がベース**。極端な炭水化物抜きは、気力も体力も奪います。しっかり食べて、しっかり動く……健康的な体組成を維持するには、このサイクルを作ることが大切です。筋肉を増やし、脂肪を減らす体作りを行う際、炭水化物をとることは基本中の基本です。

Q. 風邪をひいたときにビタミンCが効くって本当ですか。

A. ある意味、本当です。

ビタミンCは、コラーゲンの合成に必須であり、抗酸化作用によって細胞を保護する水溶性のビタミンです。体にとって大事な栄養素の一つであることは確かです。とはいえ、**ビタミンCだけで風邪が治るわけではありません。**

ビタミンCが風邪に効く、という説は1970年代にさかのぼります。当時、「ビタミンCを大量にとると、どんな病気も治る」と、ノーベル賞を二度受賞した化学者、ライナス・ポーリングが提唱し、これが世界中に流布されました。

しかし、ポーリングの説には科学的な裏付けが乏しかったのです。例えば、彼は1日3000mgのビタミンC摂取をすすめますが、多量に摂取したビタミンCの多くは尿として排出されてしまいます。また、下痢や腹痛を起こすこともあります。1000mgを超えての摂取はおすすめできません。

つまり、風邪をひいたらビタミンCに限らず、いろんな栄養素をとり、体を休めることが、回復にはいちばん効果があります。

おわりに

脳と体が若返るための食習慣を紹介してきました。その根底にあるのは「一度きりの人生を楽しもう」という考えです。

そのためには健康的な食生活を送りたいものです。その基準を示しているのが、厚生労働省の食事摂取基準です。「健康な個人及び集団を対象として、健康の保持・増進、生活習慣病の予防のための基準を示すもの」とされ、性別、年齢、活動量などを考慮し策定されています。

しかし考えてみれば、私たちの生活は多様です。遺伝的背景や、これまでの人生もさまざまです。食事摂取基準が想定する条件にぴたりと当てはまらない人がいることも想像できます。

薬の効果を考えればわかりやすいかもしれません。効果が証明されて医師の判断のもとで処方された薬でされ、その効果が得られない人が存在するのも事実です。つまり、「ゆらぎ」が存在するのです。

私は、管理栄養士を目指す大学生に対して講義をしています。そこでは教科書的な内容、つまり「常識的な食生活」を教えています。
本書では、その「常識的な食生活」を土台とし、それをみなさんご自身の脳と体にできるだけフィットさせるための「微調整の仕方」をお示ししたつもりです。食の常識に「ゆらぎ」や「遊び」を追加したいとの思いです。

子どものころ、遠足の前日はワクワクした気分になったものです。同じように「明日のランチは何を食べようかな」とワクワクした気分で眠りにつけたら楽しいだろうと思います。ではそのとき、どんな料理が頭に浮かびますか。それこそが、みなさんご自身の脳と体が望んでいる料理なのかもしれません。
趣味を楽しむように「食」を楽しむきっかけに本書がなれば、著者として望外の喜びです。

笠岡誠一

著者

笠岡誠一　かさおか せいいち

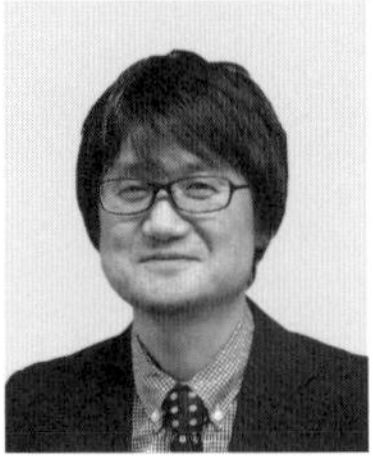

文教大学健康栄養学部教授。管理栄養士。博士（農学）。
1967年広島県三原市生まれ。1993年東京農業大学大学院修了後、山之内製薬（現・アステラス製薬）を経て、2000年より文教大学専任講師、2014年より現職。
所属学会は、日本心理学会、日本食物繊維学会、日本調理科学会、日本フードサービス学会、日本栄養改善学会、日本栄養・食糧学会など。
これまでにアメリカ国立衛生研究所 心臓血管肺部門、国立健康・栄養研究所、理化学研究所の客員研究員も務めている。

<著書>
『腸活先生が教える病気を遠ざける食事術 炭水化物は冷まして食べなさい。』（アスコム）
『きみのハラール、ぼくのハラール』（幻冬舎）
『超人気グルメのぶっちゃけ解剖学』（共著、柴田書店）　など

脳と体がみるみる若返る

30の食習慣

著　者　笠岡誠一
発行者　高橋秀雄
編集者　原田幸雄
発行所　**株式会社 高橋書店**
〒170-6014 東京都豊島区東池袋3-1-1 サンシャイン60 14階
電話　03-5957-7103

ISBN978-4-471-03353-8　

本書の内容についてのご質問は「書名、質問事項（ページ、内容）、お客様のご連絡先」を明記のうえ、郵送、FAX、ホームページお問い合わせフォームから小社へお送りください。

回答にはお時間をいただく場合がございます。また、電話によるお問い合わせ、本書の内容を超えたご質問にはお答えできませんので、ご了承ください。本書に関する正誤等の情報は、小社ホームページもご参照ください。

【内容についての問い合わせ先】
書　面　〒170-6014 東京都豊島区東池袋3-1-1 サンシャイン60 14階　高橋書店編集部
ＦＡＸ　03-5957-7079
メール　小社ホームページお問い合わせフォームから　(https://www.takahashishoten.co.jp/)

【不良品についての問い合わせ先】

ページの順序間違い・抜けなど物理的欠陥がございましたら、電話03-5957-7076へお問い合わせください。

ただし、古書店等で購入・入手された商品の交換には一切応じられません。